阴道镜基础入门及病例图谱解析

▶▶ 戴瑜平 著

Colposcope

西安交通大学出版社
XI'AN JIAOTONG UNIVERSITY PRESS

国家一级出版社
全国百佳图书出版单位

图书在版编目(CIP)数据

阴道镜基础入门及病例图谱解析 / 戴瑜平著. —西
安:西安交通大学出版社,2022.3
ISBN 978-7-5693-2546-1

Ⅰ.①阴⋯ Ⅱ.①戴⋯ Ⅲ.①阴道镜检-病案②阴道
镜检-图谱 Ⅳ.①R711.730.4

中国版本图书馆 CIP 数据核字(2022)第 034386 号

	Yindaojing Jichu Rumen ji Bingli Tupu Jiexi
书　　名	阴道镜基础入门及病例图谱解析
著　　者	戴瑜平
责任编辑	郭泉泉
责任校对	秦金霞
装帧设计	戴瑜平　伍　胜
出版发行	西安交通大学出版社
	(西安市兴庆南路 1 号　邮政编码 710048)
网　　址	http://www.xjtupress.com
电　　话	(029)82668357　82667874(发行中心)
	(029)82668315(总编办)
传　　真	(029)82668280
印　　刷	陕西金德佳印务有限公司
开　　本	787mm×1092mm　1/16　印张 13.25　字数 163 千字
版次印次	2022 年 3 月第 1 版　　2022 年 3 月第 1 次印刷
书　　号	ISBN 978-7-5693-2546-1
定　　价	128.00 元

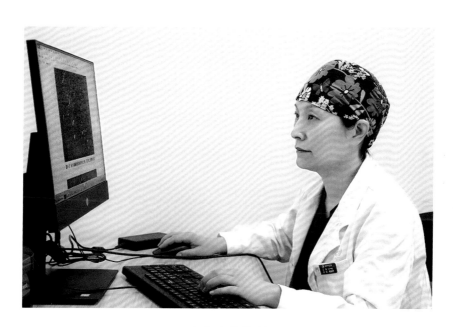

工作中的作者

作者简介

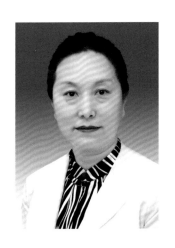

　　戴瑜平　西安市宫颈癌质控专家组成员,中国妇幼保健协会首个"阴道镜培训基地"负责人,陕西省科技厅重点研发项目"陕西省阴道镜诊疗适宜技术推广"及陕西省卫健委"阴道镜适宜技术培训"项目负责人及带教老师,中国妇幼保健协会妇幼微创专业委员会妇科阴式手术学组常委,中国妇幼保健协会妇幼微创专业委员会妇科肿瘤学组委员,中国人体健康促进会常委,陕西省妇女健康促进会常委,连续多年参与省市两癌筛查项目的督导及质控工作,以及"FRD宫颈上皮染色技术在农村妇女宫颈癌筛查中的应用"等多项省、市级研究项目、课题及阴道镜培训带教工作。从事阴道镜检查工作20年,诊查患者18万余人,有丰富的阴道镜分析知识与经验。

前　言

　　子宫颈癌是妇科常见的恶性肿瘤,也是目前唯一病因明确且可以预防的癌症。现阶段,子宫颈癌前病变的筛查和早期诊治已受到广泛关注和重视。阴道镜作为子宫颈癌前病变和子宫颈癌筛查的最有效手段,是一门易学难精的技术。本想给大家呈现一本低发病率疾病病例的图谱,但在多年的带教工作中,我深切体会到广大基层阴道镜医生更需要一本最为基础的工具书,因此我将自己积累20年的工作经验和心得体会,编成了这本《阴道镜基础入门及病例图谱解析》。本书包括七个方面,分别为子宫颈癌的流行病学、子宫颈的组织学及解剖、子宫颈癌的三级预防策略、宫颈上皮内瘤变、阴道镜的应用与操作方法、病例图谱分析(第六章至第十二章)、临床经验分享,共13章。虽然有些经验不见得新颖,但确实是带教多年的经验之谈,希望通过这本书能给大家在工作中带来些许帮助。作为中国妇幼保健协会首个"阴道镜培训基地"和陕西省卫健委"阴道镜适宜技术培训"项目的负责人和带教老师,我有责任,也有义务做好这项工作。

　　我任职的西安市人民医院(西安市第四医院)是西北首家西医医院,具有130多年的历史,我院妇产科又名西安市妇产医院。多年来,在这个广阔的平台上,我承担了"FRD宫颈上皮染色技术在农村妇女宫颈癌筛查中的应用""陕西省阴道镜适宜技术培训""陕西省阴道镜诊疗适宜技术推广"等多项省级课题及培训工作。共培训学员4000余人,培养专业阴道镜医生500余人,学员遍及陕西、山西、内蒙古、甘肃等省市。

　　这些年通过带教结识了很多志同道合的朋友,也遇见了最好的自己,借此机会,我要感谢多年来给予我支持和鼓励的领导、同事和学员,更要感谢广大患者对我的信任。由于学识局限,书中难免有诸多不足之处,欢迎广大同仁对本书提出宝贵的意见和建议,以便再版时改正。

戴瑜平

2022 年 1 月

目　　录

第一章

子宫颈癌的流行病学

子宫颈癌是发病率和死亡率最高的女性生殖道恶性肿瘤，是目前唯一病因明确且可以预防的癌症。据国际癌症中心统计，在全世界150余万子宫颈癌患者中，有100余万人在发展中国家，全球范围内每年子宫颈癌新发病例为52.8万例，约占所有妇女癌症的12%，约有26.6万妇女死于子宫颈癌，占所有妇女死亡人数的7.5%，子宫颈癌已成为继乳腺癌、直肠癌和肺癌之后女性发病率最高的第4位癌症。

发展中国家的子宫颈癌死亡人数占全球的87%。我国每年子宫颈癌新发病例为13.15万例，占世界子宫颈癌每年总新发病例的25%，约有近3万妇女因此失去生命。中华人民共和国成立之初就开始采取多种措施，预防和控制子宫颈癌的发生。通过几代人多年不懈的努力，到20世纪80年代末和90年代初，我国子宫颈癌的发病率下降了90%多。因为子宫颈上皮内瘤变（cervical intraepithelial neoplasia，CIN）和早期癌检出率增高，所以晚期子宫颈癌的比例下降。但从21世纪开始，我国子宫颈癌的发病率却处于持续升高或徘徊不降的状态。据我国的肿瘤年报显示，2003—2010年我国子宫颈癌的发病率增加了157.9%，死亡率增加了116.7%，并且2009—2010年我国子宫颈癌的发病率和死亡率均明显升高，分别由2009年的7.4/10万和1.6/10万升高到2010年的9.8/10万和2.6/10万，特别是近些年随着人乳头瘤病毒（human papillomavirus，HPV）的传播，子宫颈癌的发病呈年轻化趋势，已引起国家有关部门的高度重视。因此，认真开展子宫颈癌的防治工作，定期进行子宫颈癌的筛查，并在防治工作中向广大妇女进行健康教育是迫在眉睫的任务，如果不加以干预，预计我国子宫颈癌的年新发病例将在2050年达到18.7万。

第一节 流行现状

一、地理分布差异

子宫颈癌发病的地理分布差异很大，不同地区子宫颈癌的发病率高低相差可达

20倍。总体来讲，发展中国家的子宫颈癌发病率比发达国家的要高，在世界范围内，每年子宫颈癌的新发病例中来自发展中国家的占80%以上，在性行为较为保守的国家，无论经济发展水平差异大小，其发病率都较低。

我国幅员辽阔，不同地区不仅在经济发展、文化习惯方面存在较大差异，而且在子宫颈癌发病率方面也有所不同。湖南、湖北、内蒙古、江西是子宫颈癌发病率较高的地区，山西、陕西、甘肃、河北、云南、江苏等地区为子宫颈癌高发地区，死亡率城乡也有明显差异；从地域来看，《2010中国肿瘤登记年报》显示，在子宫颈癌的发病率方面，城市地区高于农村地区，在子宫颈癌的死亡率方面，城市地区低于农村地区。

总体而言，我国中西部地区子宫颈癌的发病率高于东部沿海经济发达地区；在七大地理分区中，华中、华南地区子宫颈癌的发病率较高，西南、华东地区子宫颈癌的发病率最低，不同地区子宫颈癌死亡率的水平虽然有一定差异，但是总体趋势类同。

二、人群分布

(一)年龄

不同国家和地区子宫颈癌的发病年龄不尽相同。20岁以前年龄组很少发现子宫颈癌；25岁以后年龄组子宫颈癌的发病率逐渐上升；44～49岁年龄组子宫颈癌的发病率达到高峰，以后开始逐渐下降；70～75岁年龄组子宫颈癌的发病率仅为高峰时的1/2。有些国家和地区子宫颈癌的发病高峰年龄在50～65岁。近年来，子宫颈癌的发病呈明显的年轻化趋势，20～30岁患者也比较常见，不过，在这方面现在还缺乏比较全面、详尽的统计资料。研究发现，20岁以后开始性生活的女性较16岁以前开始性生活的女性患CIN的风险低50%，16岁以前开始性生活的女性子宫颈癌的发病率是20岁以后开始性生活的女性的2倍。在相关因素中，与子宫颈癌的关系最恒定的是性伴侣数，性伴侣数≥2个者患子宫颈癌的风险是只有1个性伴侣者的2.5倍，妇女本人或丈夫有其他性伴侣者比没有者患子宫颈癌的风险分别增加了2.2倍和1.8倍。

(二)高危人群

高危人群是指有一些危险性高的特征人群的组合。根据子宫颈癌的主要病因(高危型HPV的持续感染，性接触传播)可以总结出子宫颈癌的高危人群主要包括：①性生活活跃的女性；②有过早性行为的女性；③个人卫生习惯不佳的女性；④免疫力低下、使用免疫抑制剂的女性；⑤有子宫颈癌家族史的女性；⑥有子宫颈病变史的女性；⑦长期口服避孕药、吸烟、酗酒及多孕多产的女性等。

(三)社会经济状况

子宫颈癌的发生与受教育程度低、经济收入少、营养状况不良、卫生条件差、保健意识淡薄及不良生活习惯(吸烟、酗酒)等有协同相关性，社会经济状况较差的女性，患子宫颈癌的风险较高。因为不同职业和不同社会经济地位的妇女 HPV 感染率不同，所以认为子宫颈癌发病率的差异可能与 HPV 感染率有关。

全球平均每小时约 30 名妇女因子宫颈癌离世，其中有 26 例发生在欠发达国家和地区。现阶段，我国每 5~6 分钟就有 1 名女性被诊断患有子宫颈癌，而每 20 分钟至少有 1 名女性因此失去生命。

子宫颈癌的危险性有明显的社会分层现象，我国子宫颈癌的死亡率农村地区明显高于城市地区，这在客观上反映了社会经济状况对其发生的影响。

第二节　HPV 感染的特征和筛查的重要性

HPV 感染是导致子宫颈上皮内瘤变和子宫颈癌的必要条件，目前已证实，绝大多数的子宫颈癌与高危型 HPV 感染有关。尽管如此，与 HPV 感染有协同作用的其他因素（如多产、吸烟、单纯性疱疹病毒Ⅱ型感染、巨细胞病毒感染等）在 CIN 或子宫颈癌的发生中的影响也是不可忽视的。从 HPV 感染发展成为子宫颈癌需要较长的时间，只要能够定期进行筛查，就可以早发现、早诊断、早治疗子宫颈癌前病变，从而降低子宫颈癌的发病率。

一、HPV 感染的特征

HPV 是由 8000 个碱基对组成的双链小 DAN 病毒，具有种属特异性，可感染上皮细胞，并能在人类和其他物种中诱发多种良、恶性肿瘤。HPV 可分为低危型 HPV 和高危型 HPV 两种。低危型有 6、11、42、43、44、53、61、70、71 型，其中宫颈湿疣、阴道湿疣和 CIN Ⅰ 最为常见的是 6、11 型感染。高危型包括 15 种，与高级别上皮内瘤变及子宫颈癌有关，其中 8 种出现最多，它们是 16、18、31、33、35、45、52 和 58 型，感染 16 型和 18 型的妇女发生子宫颈病变的危险性分别是未感染者的 400 倍和 200 倍。HPV 是通过退化、脱落的生殖道上皮细胞传播的，使 HPV 颗粒能够自由结合在微小伤口处或与原本就薄且不成熟的基底层（如子宫颈的鳞-柱交界、肛周和口咽处）角化细胞上的受体结合。正是在鳞-柱交界，高危型 HPV 才最容易引发癌症。相比之下，没有转化区、经常受损的部位，如女性阴唇系带后方和小阴唇内面、男性包皮和阴茎，最容易发生生殖器疣，但发生恶性病变的可能性小。

1. 高危型 HPV 感染多与高级别上皮内瘤变及浸润癌有关，也可见于湿疣、低级别上皮内瘤变、炎症及良性病变。

2. 低危型 HPV 感染多与低级别上皮内瘤变、湿疣、炎症有关，少见于高级别上皮内瘤变及浸润癌。

3. 混合性 HPV 感染是多种混合感染，可能是多种高危型感染，高、低危型或多种低危型感染，这种情况会导致不同的表现和症状。

二、筛查的重要性

HPV 检测敏感性高，检查结果客观可靠，但目前大众对 HPV 感染的了解有限，未充分认识到其感染的性质、危险及与子宫颈癌的关系，因此，当前加强对青少年的宣传教育、普及子宫颈癌的相关知识、积极预防 HPV 感染、做好自身防护对未来子宫颈癌的防治有着重要意义。

性接触是青少年女性生殖道感染 HPV 的主要危险因素。据推测，HPV 的易感性可能是柱状上皮相对于鳞状上皮较薄导致的。因为 HPV 感染大多为一过性的，所以无论何种 HPV 亚型感染，在大多数情况下没有症状和异常。

青少年女性比成年女性更易感染 HPV 的可能原因包括缺乏免疫记忆、上皮细胞偏多或特定的 HPV 型别感染。60％～70％的女性在一生中都会感染 HPV，这就像宫颈上皮的"小感冒"，对于其中 50％～90％的人来说，都会自愈，特别是 30 岁以前的女性，HPV 多为一过性感染，一般情况下，会在 1 年左右被机体免疫系统清除，约有 90％的 HPV 会在 2 年内被机体免疫系统清除，但有少数女性会持续感染超过 3 年以上，难以自行清除，极少数人若有持续的高危型 HPV 感染或重复感染，则患子宫颈癌的风险就会有所增加。从 HPV 感染发展为子宫颈癌需要经历 4 个阶段：HPV 一过性感染→HPV 持续感染→持续感染向 CIN 发展（两种状态互相共存）→发展为浸润癌。这 4 个阶段可长达 10 年之久，因此即使出现了子宫颈癌前病变也不一定会得子宫颈癌，只要我们常规筛查就能早发现、早诊断、早治疗，将其阻断在癌前病变阶段，从而减少 1 个子宫颈癌的潜在患者。

总之，青少年女性对 HPV 的易感性可能是多种危险因素造成的。青少年女性感染 HPV 很常见。子宫颈癌是持续的性传播感染的最终结果，性活动是子宫颈癌最重要的危险因素。医务工作者必须向她们大力宣传、普及 HPV 感染和宫颈病变的基本知识，如 HPV 的传播途径、风险、预防措施，避免"谈毒色变"导致的不必要的恐慌；同时要重视对致病因素的排查，加强青少年女性生理卫生咨询与健康教育工作，帮助她们树立正确的人生观，养成良好的生活习惯，排除性生活混乱带来的高危因素，重视对青年男女进行婚前体检的指导，倡导加强体育锻炼，增强机体免疫力，强调常规进行子宫颈癌筛查的重要性和必要性，引导做好防护和预防。

第二章

子宫颈的组织学及解剖

第一节 子宫颈的组织学

一、子宫颈的组织结构

子宫颈主要由纤维组织构成，其中含有平滑肌、血管和弹性纤维等。子宫颈壁从外到内由外膜、肌层、黏膜组成。外膜是由结缔组织构成的纤维膜。肌层主要由致密的纤维结缔组织构成，肌层主要位于子宫颈的周边，肌层与外膜之间无明显的界限。子宫颈的间质是致密的结缔组织，由小圆形细胞、卵圆形细胞或梭形细胞组成，这些细胞互相聚集。阴道部宫颈表面的复层鳞状上皮和宫颈的柱状上皮在宫颈外口处分界，此处是子宫颈癌的好发部位。黏膜内有黏液腺，其腺体呈葡萄状，分支深入基质，能分泌少量碱性黏稠液体。此液体平时形成黏液拴，能防止细菌侵入；排卵期变得稀薄，有利于精子通过。宫颈上皮由宫颈阴道部的复层鳞状上皮、颈管内膜的柱状上皮以及转化区组成。

（一）复层鳞状上皮

子宫颈阴道部表面主要由非角化的复层鳞状上皮覆盖。复层鳞状上皮受卵巢激素的影响，有周期性变化。复层鳞状上皮由深至浅可分基底层、旁基底层、棘细胞层、浅表层 4 部分。基底层又称生发层，直接与基底膜接触，是鳞状上皮再生的基础。旁基底层位于基底层之上，由 1～3 层细胞组成，旁基底层细胞为增生活跃的细胞，偶见核分裂象。棘细胞层包括棘细胞浅层和棘细胞深层，是鳞状上皮中最厚的一层。浅表层是位于最表面的细胞层，细胞分化最成熟，此层细胞无桥粒，易于脱落，因此，此层细胞是育龄妇女子宫颈涂片中最常见的细胞。

（二）柱状上皮

子宫颈管表面被覆分泌黏液的单层柱状上皮。柱状上皮在固有层内下陷后形成的腺样隐窝，形似分支管状腺，俗称子宫颈腺。子宫颈管表面的柱状上皮由分泌细胞、纤毛细胞和储备细胞组成。分泌细胞又称黏液柱状细胞，占柱状上皮的绝大部分。纤毛细胞数量少，夹于整齐排列的黏液柱状细胞之间，表面有典型的动纤毛，动纤毛向阴道方向摆动，协助黏液柱状细胞的分泌物排出，这种细胞无分泌功能。储备细胞散在分布于子宫颈管内膜表面和腺体的柱状上皮与基底膜之间，平时在一般切片中很少见。储备细胞具有增生和双向分化的潜能，可以分化为柱状上皮，也可以分化为鳞状上皮。

（三）转化区

转化区的形成是子宫颈的一个重要的生理过程。子宫颈鳞状上皮与柱状上皮交界的部位称为鳞-柱交界。鳞-柱交界可分为原始鳞-柱交界和生理性鳞-柱交界。转化区为原始鳞-柱交界与生理性鳞-柱交界之间的区域。青春期后，在雌激素的作用下，宫颈柱状上皮及其下的间质成分到达子宫颈阴道部，即子宫颈管黏膜组织外翻，导致原始鳞-柱交界外移。初潮后，在阴道酸性环境的刺激下，储备细胞开始向鳞状上皮分化，并向内朝宫颈外口方向化生，替代柱状上皮。在鳞状上皮化生的过程中所形成的化生的鳞状上皮与柱状上皮的交界，即生理性鳞-柱交界。

在转化区中，未成熟化生的鳞状上皮不产生糖原，容易受到致癌因素的影响而发生宫颈上皮内瘤变。化生的完全成熟的鳞状上皮可产生糖原，与正常的原始鳞-柱交界的鳞状上皮完全一致，称为愈合的转化区，它对致癌因子不敏感。

二、妊娠期子宫颈的变化

子宫颈由结缔组织的间质、腺体上皮及子宫颈阴道部的复层鳞状上皮3种成分组成。这3种成分皆受妊娠的影响。妊娠期间，间质血管明显增多，子宫颈出现白细胞浸润，部分间质细胞发生蜕膜反应。同时，子宫颈腺体数目增多，腺腔大小及弯曲度增加，腺体上皮增厚，分泌功能亢进，腺腔内充满黏液。腺体上皮集合成堆，出现腺瘤样增殖。子宫颈外翻，腺体上皮暴露，在子宫颈管柱状上皮下出现复层鳞状上皮向下生长的生理变化，即发生鳞状上皮化生。同时，子宫颈阴道部的复层鳞状上皮也增厚，血管增加，其基底细胞活跃，厚度可达复层鳞状上皮的一半。有的细胞涂片可发现复层鳞状上皮细胞的核异质现象。上述变化可导致妊娠期子宫颈充血、变软、体积增大、分泌物增多。不过，这些变化均属生理范围，大多数在妊娠终止后可自行消退。

第二节　子宫颈的解剖

一、子宫颈的大小及形态

子宫颈在女性的一生中发挥着重要的生理作用，如参与受精、妊娠及分娩的过程等。子宫颈自身的解剖、生理特点，使子宫颈容易受到各种因素的影响，这一点与炎症、肿瘤等多种妇科疾病密切相关。

子宫颈是子宫下面较窄的部分，呈圆柱状，为中空结构，长约 3 cm。子宫颈下段与阴道连接，故以阴道穹隆为界，将子宫颈分为两部分，伸入阴道内的部分称子宫颈阴道部；在阴道以上的部分称子宫颈阴道上部。子宫颈阴道上部与子宫颈阴道部几乎等长。子宫颈内腔呈梭形，称子宫颈管。成年女性的子宫颈管长 2.5～3 cm。子宫颈管从前到后呈扁平状，其最宽处为 7 mm。子宫颈管表面的黏膜称为子宫颈内膜，与子宫内膜不同，子宫颈内膜表面有数条纵行的黏膜皱襞。子宫颈管腔下端称子宫颈外口。

二、子宫颈的韧带

附着于子宫颈的韧带主要有主韧带、宫骶韧带和膀胱宫颈韧带。主韧带是固定子宫颈、维持其在坐骨棘平面以上位置的重要结构。宫骶韧带可维持子宫于前倾位置。膀胱宫颈韧带可限制子宫后倾后屈。

三、子宫颈的毗邻

子宫颈阴道上部的前方借膀胱阴道隔与膀胱底部相邻，紧贴膀胱三角，由结缔组织与膀胱分开；子宫颈阴道部前面借尿道隔与尿道相邻。在子宫颈阴道上部的两侧约 2 cm 处，输尿管向前、向下通过，进入输尿管隧道，最后进入膀胱。阴道旁组织上至子宫主韧带，下至盆膈，构成阴道侧壁的结缔组织，其中含有丰富的阴道静脉丛和阴道动脉，与其后方的直肠静脉丛、前面的膀胱周围静脉丛相吻合。子宫颈阴道上部的后面由腹膜被覆，腹膜继续向下被覆于阴道后壁，反折在直肠上，这样就构成了直肠子宫陷凹（又称 Douglas 窝）。Douglas 窝是盆腔位置最低处，位于直肠、子宫颈及阴道穹隆后部之间，凹底与阴道后穹隆相邻。积血、积液多易聚集于 Douglas 窝内。临床上经阴道后穹隆行穿刺引流和切开引流，是很理想的手术途径。

四、子宫颈的血供、神经支配

子宫颈的血供主要来自子宫动脉的下行支，即宫颈-阴道支。它较细，分布于宫颈和阴道上段。

子宫颈的神经来自盆丛（下腹下丛）的次级神经丛——子宫阴道丛。该丛位于子宫阔韧带两层之间的基底部，子宫颈及阴道上部的两侧。在子宫颈旁的神经丛内，神经细胞形成小的神经节，称子宫颈神经节。子宫颈神经节分布于子宫颈阴道部的边缘深部和子宫颈管内膜处，因此子宫颈对痛觉不敏感。

认真学习、充分掌握各年龄段和各时期的子宫颈及子宫颈管的不同变化和特点，为日后学习阴道镜打下坚实的基础，是成为阴道镜医生最基本的条件。

第三章

子宫颈癌的三级预防策略

第一节 子宫颈癌三级预防的重要性

子宫颈癌是当前唯一具有完整的肿瘤防治策略的癌种，具体体现在：①子宫颈癌病因明确；②HPV疫苗的普及；③子宫颈癌的筛查和子宫颈癌前病变的诊断有多年的成功经验；④子宫颈癌前病变和子宫颈癌的治疗有成熟的规范。

我们将子宫颈癌的预防、筛查、治疗称为子宫颈癌的三级预防。一级预防是指对病因学的预防，是通过强化自我保健意识、采取有效措施，以减少和消除各种致癌因素对人体产生的致癌作用。二级预防是指利用筛查和早期诊断的方法，发现子宫颈癌前病变患者或早期子宫颈癌患者，及时干预，早期治疗，以取得良好的疗效。三级预防是指在治疗子宫颈癌时，设法预防复发和转移，防止并发症和后遗症。随着HPV疫苗的问世，子宫颈癌的综合防治策略已经逐渐由从对育龄妇女的早期筛查、早期诊断和治疗的二级预防和三级预防，提前到了对无性生活的女孩或妇女进行HPV疫苗接种的一级预防，使得子宫颈癌的综合防治策略逐渐贯穿于女性一生。

在我国，子宫颈癌是威胁女性健康的严重疾病，带来了沉重的医疗负担。发达国家的经验表明，通过规范的三级预防，可以大大降低子宫颈癌的发病率，提高子宫颈癌的治愈率，同时也可以发现子宫颈癌的高危人群，通过加强对高危人群的追踪、随访，就可以及时发现子宫颈癌前病变，及时给予治疗。

2018年5月，WHO总干事谭德塞提出全球消除子宫颈癌的目标。

2019年2月，WHO宣布加速消除子宫颈癌的威胁。

2020年11月，WHO发布了《加速消除子宫颈癌全球战略》，194个国家根据这项决议首次承诺消除子宫颈癌。这是一个具有历史意义的里程碑。

目前一致的目标是，通过实施三级预防策略——疫苗接种、子宫颈癌筛查、子宫颈癌治疗，达到子宫颈癌发病率小于4/10万的指标。而要达到这一指标，需要在2030年实现"90-70-90"目标。其中第1个"90"指90%的女孩在15岁之前全程接种 HPV 疫苗;"70"指 70％的女性在 35～45 岁,接受至少 1 次高质量的子宫颈癌筛查;第 2 个"90"指 90％已罹患子宫颈癌的女性得到治疗和关怀。

实现这个目标将使全世界所有国家走上消除子宫颈癌的道路,到 2050 年减少 40％以上的子宫颈癌新发病例和 500 万相关死亡病例。

我国子宫颈癌的发病形势不容乐观,尽管多年来我国加强了子宫颈癌的防治工作,但子宫颈癌仍在严重威胁我国女性的健康,并有发病率增高和逐渐年轻化的趋势。例如,2018 年我国子宫颈癌的新发病例为 106430 例,死亡病例为 47739 例。因此,实现消除子宫颈癌的战略目标依然任重而道远。

第二节 子宫颈癌的三级预防

一、一级预防:推进 HPV 疫苗的接种

我国健康女性的 HPV 感染情况具体如下:2019 年,一项纳入了 198 项研究的中国系统性综述显示,我国 25～45 岁女性高危型 HPV 的感染率达 19.9％;2020 年,一项对我国 5 个省份、7372 例 18～45 岁健康女性 HPV 感染和中和抗体分布的数据分析显示,高危型 HPV 的总感染率为 14.8％,年轻女性(18～26 岁)和中年女性(27～45 岁)未感染 HPV-16/HPV-18 的比例分别为 83.8％和 81.4％;一项针对我国 37 个城市 HPV 感染的流行病学研究发现,高危型 HPV 感染与年龄相关,其中青少年女性的 HPV 感染状况令人担忧,15～19 岁年龄组 HPV 的感染率最高达 31％,另外,我国女性高危型 HPV 感染呈双峰状,即存在 17～24 岁和 41～44 岁两个高峰,而且我国女性以单一 HPV 型别感染为主(72.3％),两种型别感染占 19.7％,三种以上型别感染只有 5.6％,最常见的 HPV 型别是 52、16 和 58 型。基于以上情况分析可见,我国不同年龄、不同状态女性接种 HPV 疫苗均可以获益。

在我国,现阶段 HPV 疫苗属于非免疫规划疫苗(第二类疫苗),应按照 HPV 疫苗说明书的规定和知情同意、自愿自费的原则进行接种。目前,群众对 HPV 疫苗的认知度不足,还需要加强宣传教育,同时 HPV 疫苗供应不足,我国 HPV 疫苗的接种率不足 1％。期待更多国产 HPV 疫苗的上市和提高进口 HPV 疫苗的可及性,以满足国内市场的需求,逐步实现子宫颈癌的一级预防。

二、二级预防:子宫颈癌筛查

(一)子宫颈癌筛查从多元化逐步走向以 HPV 初筛为主

子宫颈癌筛查是二级预防中的重要环节。细胞学筛查是传统的子宫颈癌筛查方法。50 多年来,发达国家采用细胞学筛查作为子宫颈癌的初筛方法,检出率的提高使子宫颈癌的发病率显著下降。但细胞学筛查也有其不足之处:尽管它特异性好,但敏感性不足,约 20％的子宫颈癌会被漏诊。随后应用的液基细胞学和 TBS

分期可以提高敏感性，但仍存在一定不足。近年来相关的研究结果表明，细胞学筛查联合 P16 染色可以提高子宫颈癌筛查的敏感性，有着良好的应用前景。

近 20 年来，不少业内人士探讨 HPV 检测可否作为子宫颈癌初筛的方法。大量研究结果表明，高危型 HPV 检测用于初筛，比单独使用细胞学筛查更敏感，且与细胞学检查联合 HPV 检测结果相似，但成本更低。

2020 年，在筛查策略方面，美国公布了两个指南。美国癌症协会（ACS）公布的《普通风险人群子宫颈癌筛查：美国癌症协会 2020 指南更新》中提到，子宫颈癌筛查应在 25 岁以后开始，到 65 岁以前每 5 年应进行 1 次 HPV 的初筛，对 65 岁以上女性、既往 25 年内没有宫颈 CIN Ⅱ＋、既往 10 年内有阴性筛查记录者，可以终止子宫颈癌筛查；在子宫颈癌初筛方法方面，再次强调将 HPV 检测作为主要的筛查方法，在无法进行 HPV 检测时可以采用联合筛查或细胞学检查，但当完全过渡到以 HPV 检测作为初筛方法后，应逐步取消联合筛查或单独细胞学检查的初筛方案。美国阴道镜和病理学会（ASCCP）2020 年公布的《基于风险的子宫颈癌筛查异常和癌前病变管理共识指南》中强调了 HPV 检测作为初筛的意义，并提出了评估风险阈值的概念，即结合既往筛查史以及当前的筛查结果，评估当前和今后 5 年患高级别上皮内瘤变的风险，当风险阈值大于 4％时，则应即刻转诊阴道镜检查。

近年来，我国各地推行的 HPV 检测方法，因品种繁多，影响了 HPV 检测的质量。国家药品监督管理局已提出对 HPV 检测试剂的管理办法。然而，当前我国对适龄女性子宫颈癌的筛查率不足 40％。2017 年发布的《中国子宫颈癌综合防控指南》和《中国子宫颈癌筛查及异常管理相关问题专家共识》对子宫颈癌筛查及筛查异常的管理均给出了明确的建议。应用 HPV 检测作为子宫颈癌初筛的优点是敏感性高。HPV 阳性并不意味着已有子宫颈病变，但却常使这些女性产生焦虑，可能导致过度诊断和过度治疗。年轻女性感染 HPV 后，绝大部分可以通过自身的免疫力清除病毒，后续需要注意随访，不必反复检查、进行过多的干预和治疗。

（二）阴道镜检查是二级预防中的重要内容

对于子宫颈癌筛查出现异常者，阴道镜检查可以及时发现下生殖道病变，根据异常部位的组织病理学检查结果，来制订管理策略、治疗方案以及治疗后的随访方案。目前，阴道镜检查是筛查子宫颈病变及阴道病变的最主要手段。

2020 年，中国医师协会妇产科分会阴道镜及子宫颈病变专业委员会组织专家撰写了《阴道镜应用的中国专家共识》（详见附录一），其中明确提出要想进行规范、安全、准确的阴道镜检查，必须掌握阴道镜检查的适应证、操作流程、阴道镜检查术语、临床策略以及相关的病理知识。

2017 年，中国阴道镜及宫颈病理学协作组（Chinese Society for Colposcopy and Cervical Pathology，CSCCP）也提出了进行阴道镜检查的指征和阴道镜报告的必备要素，特别是对于阴道镜下组织病理学检查的建议，强调应在阴道镜下的异常部位取材，如未发现异常部位，则应做宫颈管搔刮（endocervical canal curettage，ECC），而不建议盲目做四象限取材。ASCCP 的《基于风险的子宫颈癌筛查异常和癌前病变管理共识指南》中也提出不推荐在阴道镜下进行无目标活检。因为当细胞学检查结果低于高级别鳞状上皮内病变、HPV - 16 阴性、HPV - 18 阴性和阴道镜下正常时，患者发生 CIN Ⅱ＋的风险为 $1\%\sim7\%$，发生 CIN Ⅲ＋的风险小于 1%。因此，对于年轻女性来说，如果阴道镜下未见异常，则不要盲目进行四象限取材，以免造成子宫颈损伤，甚至影响生育。

三、三级预防：子宫颈癌的治疗

子宫颈活体组织病理检查是确诊子宫颈病变的可靠方法。对于子宫颈低度病变（CIN Ⅰ），特别是年轻女性有较高的逆转率，可以随访观察；对于子宫颈高度病变（CIN Ⅱ、CIN Ⅲ），推荐采取子宫颈锥形切除术（包括子宫颈环形电切和冷刀锥切）。

子宫颈原位癌（cervical carcinoma in situ，CIS）和子宫颈原位腺癌（endocervical adenocarcinoma in situ，AIS）的处理原则：子宫颈原位癌和子宫颈原位腺癌大部分与高危型 HPV 感染相关，另有 $5\%\sim10\%$ 并非来源于 HPV 感染，这部分肿瘤（如浆液性癌、小细胞癌、神经内分泌癌等）恶性程度较高，对这些肿瘤来说，做细胞学筛查可能会更有意义。对于子宫颈原位癌的检出我们有着比较丰富的经验，但现有的筛查方法对子宫颈原位腺癌不敏感，阴道镜下的改变缺乏特异性，病灶又多位于子宫颈管内，不在阴道镜检查的范围内。AIS 病变部分呈多中心或跳跃性特征，即使切除的标本边缘无病变存在，也不能完全排除病变残存的可能性。对于子宫颈原位癌和子宫颈原位腺癌患者来说，即使计划行全子宫切除，也应先行锥切，以排除浸润癌，而且要求切除子宫颈标本的完整性，以便从病理学角度做出准确的诊断。

综上所述，作为子宫颈癌病例数较多的国家，我国需要结合国情，不断推进子宫颈癌的三级预防策略，以早日实现消除子宫颈癌的目标。

第四章

宫颈上皮内瘤变

第一节　宫颈上皮内瘤变的诊断

一、宫颈上皮内瘤变概述

当前，子宫颈癌的发病率居高不下，我国每年有 13.15 万的新发病例，占全世界每年子宫颈癌总新发病例的 25%，因此我们必须加强对子宫颈癌前病变的筛查和治疗，以减少子宫颈癌的发生。

通常临床上常说的子宫颈病变，广义上包括发生在子宫颈的任何息肉、宫颈肌瘤、宫颈内膜异位症、宫颈上皮内瘤变、子宫颈癌前病变及子宫颈癌等，狭义上就是指宫颈上皮内瘤变(CIN)。

CIN 是一组与子宫颈癌密切相关的癌前病变，它反映了子宫颈癌发生、发展的连续病理过程，包括子宫颈非典型增生和子宫颈原位癌。根据非典型程度的不同，可将 CIN 分为 3 个级别，即 CIN Ⅰ、CIN Ⅱ 和 CIN Ⅲ。CIN Ⅰ 相当于轻度非典型增生；CIN Ⅱ 相当于中度非典型增生；CIN Ⅲ 相当于重度非典型增生和原位癌。

子宫颈低级别病变在临床上的术语为低级别鳞状上皮内病变(low-grade squamous intraepithelial lesion，LSIL)，是指子宫颈鳞状上皮内瘤变Ⅰ级，即 CIN Ⅰ，也包括一些单一 HPV 型别感染所致的湿疣等。低级别上皮内瘤变多为 HPV 一过性感染，在 1 或 2 年内，85%～90% 的感染可自然痊愈，进展为高级别上皮内瘤变的概率相对较低。

子宫颈高级别病变在临床上的术语为高级别鳞状上皮内病变(high-grade squamous intraepithelial lesion，HSIL)，是指如果不治疗，就具有发展为浸润癌风险的鳞状上皮内病变(squamous intraepithelial lesion，SIL)。HSIL 包括 CIN Ⅱ、CIN Ⅲ，多为 HPV 持续感染。因为 CIN Ⅱ、CIN Ⅲ 向子宫颈癌发展的危险性增高，所以需要治疗。

因为各个国家或地区缺乏大样本人群调查资料，所以无法获得 CIN 的确切发病率。相关数据表明，引发 CIN 的高危因素与子宫颈癌的相同。

二、宫颈上皮内瘤变的诊断

子宫颈癌前病变一般没有临床症状，大多数是通过筛查或体检发现。若个体有接触性出血或妇科检查后出血，应及时做相关检查。子宫颈癌前病变的诊断应遵循的原则为宫颈细胞学检查、HPV 检测、阴道镜检查、子宫颈活检及病理检验。

（一）宫颈细胞学检查

液基薄层细胞学检查（thin-prep cytological test，TCT）是 1996 年美国食品药品监督管理局通过的一项细胞学检查新技术，是 SIL 及早期子宫颈癌筛查的基本方法。TCT 特异性高，可以明显提高子宫颈癌及子宫颈癌前病变的检出率，是全世界应用最为广泛的宫颈细胞学检查方法。不过，TCT 敏感性较低，应在有性生活 3 年后或 21 岁以后开始，并定期复查。

（二）HPV 检测

HPV 检测敏感性高，但特异性较低，可与 TCT 联合应用于 25 岁以上女性的子宫颈癌筛查，也可用于 21～25 岁女性 TCT 初筛为轻度异常的分流。当 TCT 结果为不明确意义的不典型鳞状细胞（atypical squamous cell of undetermined significance，ASC-US）时，应进行高危型 HPV 检测，对阳性者进行阴道镜检查，对阴性者 12 个月后行 TCT。HPV 检测还可作为 25 岁以上女性的子宫颈癌筛查方法，对阳性者用 TCT 进行分流，对阴性者则常规随访即可。

研究发现，子宫颈癌患者的病理样本中，90% 以上都能找到 HPV 病毒，在 CIN Ⅰ、CIN Ⅱ 和 CIN Ⅲ 患者中，HPV 的检出率分别是 30%、55% 和 65%，而在正常人群中，HPV 的检出率不到 4%。

（三）阴道镜检查

阴道镜是具有强光源照射和局部放大优势的先进检查仪器，在检查时借助 5% 醋酸溶液，就可以观察到肉眼看不到的微小病变，它主要用于外阴上皮内瘤变、阴道上皮内瘤变、宫颈上皮内瘤变及早期癌的辅助诊断及术前评估、术后随访。阴道镜检查的做法：充分暴露子宫颈后，将 5% 醋酸溶液涂抹在子宫颈及阴道穹隆处，然后将图像放大（可根据情况放大 6～20 倍），观察上皮、转化区和血管的变化，从而发现外阴、阴道、子宫颈早期病变的部位，为精准获取病变组织起到准确定位的作用，避免盲目活检给患者带来不必要的创伤，以及取材部位不准确而延误治疗，从而提高检出率和准确率。具体的阴道镜操作流程及技巧将在第五章第一节到第三节中详述。

（四）子宫颈活检

活检通常是指对活体组织进行病理检验的方法。子宫颈活检就是将任何肉眼所见或阴道镜检查发现的病变，在阴道镜的正确引导下精准定位，钳取子宫颈的可疑病变组织，进行病理检验的一种临床技术。子宫颈活检的结果是诊断子宫颈癌前病变和子宫颈癌的"金标准"，能为临床医生制订准确的治疗方案提供可靠依据。子宫颈活检的技巧将在第五章第四节中详述。

（五）病理检验

病理检验指的是用以检查机体器官、组织或细胞中的病理改变的病理形态学检查方法，即可采用某种病理形态学的检查方法检查机体器官、组织或细胞所发生的病变，探讨病变产生的原因，病变的发生机理，病变的发生、发展过程，最后做出病理诊断。在进行病理检验时，首先应观察标本的病理改变，然后取一定大小的病变组织，用病理组织学的方法制成病理载玻片，用显微镜进一步检查病变。

在显微镜下，LSIL 的表现是：鳞状上皮的基底层及副基底层细胞增生，细胞呈轻度异型，这种异型细胞的分布范围一般不超过上皮下 1/3。在显微镜下，HSIL 的表现是：增生的异型细胞扩展到上皮下 1/3～2/3，就是 CIN Ⅱ，如果几乎全部或全部达到上皮全层，但未突破基底膜、未侵犯间质，那么就是 CIN Ⅲ。

第二节　宫颈上皮内瘤变的治疗

宫颈上皮内瘤变一般无特殊症状，偶有性生活或妇科检查后发生接触性出血、阴道排液增多，伴或不伴臭味，肉眼检查可见宫颈光滑、柱状上皮异位或未见明显异常。阴道镜检查时若见醋酸白色上皮、镶嵌、点状血管、腺体白环、异型血管等异常图像，即可进行活检。若病理检验结果为宫颈高级别上皮内瘤变，则应进行治疗。

一、宫颈上皮内瘤变的治疗原则

宫颈上皮内瘤变的级别不同，则患者的情况会有所不同。宫颈上皮内瘤变的治疗方法有很多种，临床医师应根据病情及患者的实际情况选择合适的治疗方法。虽然目前我们已制订了宫颈上皮内瘤变的处理指南，但因为各地区经济发展不均衡，阴道镜设备和相应的治疗仪器参差不齐，所以宫颈上皮内瘤变的治疗方法应根据宫颈上皮内瘤变的级别、病变范围，结合患者的年龄、生育要求、随访条件、是否合并其他妇科疾病的情况，以及医院现有设备和医生掌握某种技术的熟练程度等，全面考虑，以避免过度治疗或治疗不足，努力做到个体化治疗和规范化治疗。

宫颈细胞学检查结果异常或/和 HPV 阳性、未做阴道镜检查或阴道镜检查发现异常而未进行活检、在没有病理诊断的情况下进行宫颈环形电刀切除术（loop electrosurgical excision procedure，LEEP）或冷刀锥切术（cold knife conization，CKC）等均属过度治疗。若因子宫肌瘤等良性病变而行全子宫切除术前未做宫颈细胞学检查、HPV 检测及阴道镜检查，在子宫切除术后的标本中发现宫颈上皮内瘤变或子宫颈癌，则会增加重新选择治疗方案的难度。由此可见，在宫颈上皮内瘤变治疗前进行评估是非常重要的，准确的评估可以极大程度地避免治疗不足的发生。

二、宫颈上皮内瘤变治疗的指征和方法

(一)宫颈上皮内瘤变治疗的指征

宫颈上皮内瘤变治疗的指征主要有以下几点。

1. 组织病理学检查提示为 HSIL。

2. 细胞学检查或阴道镜检查提示有浸润癌的可能，但阴道镜下活检未证实。

3. 细胞学检查或阴道镜下活检提示为 AIS。

4. 阴道镜下活检提示为 HSIL，不排除为子宫颈癌的可能。

5. HSIL 治疗后病变持续存在或复发。

6. LSIL 病变持续两年以上。

(二)宫颈上皮内瘤变治疗的方法

宫颈上皮内瘤变的治疗方法很多，目前临床常用二氧化碳激光疗法、CKC、LEEP 等。对高级别上皮内瘤变的治疗是阻断病变进展为子宫颈癌的最有效手段。

1. 二氧化碳激光疗法是利用二氧化碳激光器产生的方向一致的光线或波长相同的平行光束，使其聚焦于较小区域、产生巨大能量来发挥治疗作用的。二氧化碳激光疗法可用于下生殖道癌前病变的治疗，其优点包括：①定位准确，对正常组织损伤小，利于灭菌和组织修复；②不接触病变组织，可分次手术，反复治疗，适用于多病灶、多中心病灶的治疗，能有效控制治疗的范围和深度；③术后组织愈合快、并发症少；④手术时间短、可在门诊进行，是阴道上皮内瘤变(vaginal intraepithelial neoplasia，VaIN)首选的治疗方法。

2. CKC 是宫颈上皮内瘤变的传统诊断、治疗方法，是指用手术刀进行的宫颈锥切手术。CKC 的适应证包括 CIN Ⅲ、子宫颈原位鳞癌、子宫颈原位腺癌和 Ⅰa 期子宫颈癌。CKC 的并发症主要包括手术后出血、子宫或子宫颈穿孔、盆腔感染、子宫颈管粘连、子宫颈功能不全等。

3. LEEP 就是用 LEEP 刀进行宫颈病灶的切除，其主要目的是切除整个宫颈的转化区和异常腺上皮，通过判断锥切标本边缘的状况就能确定是否将病变完全切除，从而降低宫颈微小浸润癌的漏诊率。LEEP 手术时间短、费用少、创伤小、出血少，可在门诊进行，可同时达到诊断和治疗的目的。LEEP 的并发症主要有出血、感染、子宫颈管粘连，但其发生率不高。LEEP 是临床最常用的治疗宫颈高级别上皮内瘤变的方法。

第五章

阴道镜的应用和操作方法

第一节　阴道镜检查所需的设备、器械及物品

一、设备要求

阴道镜经过近百年的发展，目前主要有光学阴道镜、光电一体阴道镜、电子阴道镜等，其中电子阴道镜的技术发展迅速，当前已经发展到高清电子阴道镜时代。高清电子阴道镜具有1080P高清图像，可以更早地发现更微小的病变，更清晰地确定转化区的范围，更加准确地确定活检组织的部位，更好地完成阴道镜下的检查和治疗。高清电子阴道镜除了操作灵活方便外，还有利于进行阴道镜的高清直播教学、方便远程专家进行指导。目前，高清电子阴道镜主要用于宫颈、阴道疾病的门诊检查。

二、阴道镜检查所需试剂、活检包、辅助器械及物品

为了更好地在基层医院普及阴道镜，减少或避免患者发生医源性感染的风险，我们经过多年的实践，优化了阴道镜的操作流程，将阴道镜检查及组织活检时所需的用品在满足操作要求的前提下进行了精简。阴道镜检查所需的试剂、活检包、辅助器械及物品见表5-1、图5-1。

表5-1　阴道镜检查所需的试剂、活检包、辅助器械及物品

类型	具体名称
试剂	5%醋酸溶液、卢戈氏碘溶液
活检包	手术巾1块、弯盘1个、活检钳1把、小头卵圆钳1把、纱布4块、小棉签2根
辅助器械及物品	会阴垫、窥阴器、大棉签、长镊、止血钳、组织钳、扩宫棒(各种型号)、刮匙(各种型号)、宫颈扩张钳、止血海绵、云南白药、标本盒、安尔碘消毒液

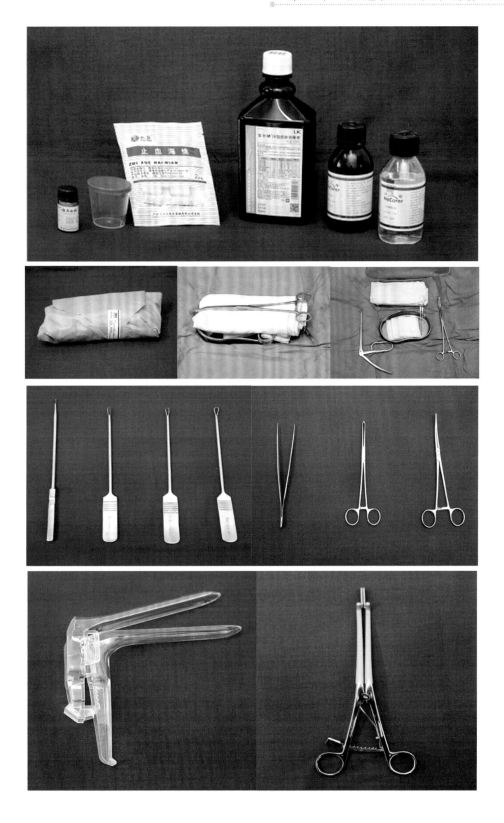

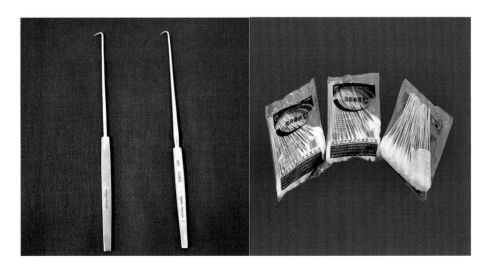

图 5-1　阴道镜检查所需的试剂、活检包、辅助器械及物品

第二节　阴道镜检查的指征、注意事项及禁忌证

一、阴道镜检查的指征

1. 巴氏刮片≥Ⅱ级以上或 TBS≥ASC-US。

2. 所有的 ASC-H、LSIL、HSIL、AGC、AIS。

3. 高危型 HPV 阳性者。

4. 进行子宫颈癌双筛（宫颈 HPV 检测和宫颈 TCT 检查），其中一项结果异常者。

5. 接触性出血、异常分泌物、阴道不规则出血、绝经后出血、肉眼下怀疑为癌者。

6. 有家族史者、持续 HPV 感染者、CIN 及癌治疗后的患者需进行复查和随访。

二、阴道镜检查的注意事项

1. 阴道镜检查应在月经干净 3 天后到下次月经前 7 天内进行，但是肉眼或镜下高度怀疑子宫颈癌者可放宽时间要求，应即刻直接进行组织活检。

2. 检查前 24～72 小时禁止在阴道内放药、冲洗阴道、进行性生活。

3. 有外阴、阴道、宫颈、盆腔急性炎症者应在炎症消除后再行检查。

4. 月经前 5～7 天禁做组织活检，以防发生感染、出血和子宫内膜异位。

三、阴道镜检查的禁忌证

阴道镜检查无绝对禁忌证。若超声检查提示宫颈形态异常、可疑占位性病变、阴道不规则出血、阴道异常排液者或肉眼下怀疑为子宫颈癌等，应立即进行检查。对孕期患者禁止行宫颈管搔刮及多点组织活检。

第三节　阴道镜检查的流程

一、阴道镜检查前的准备

进行阴道镜检查前，阴道镜医生需要充分了解患者的相关信息，只有全面了解患者的相关信息，才能在阴道镜检查过程中做出准确的判断。在日常工作中，我们发现很多子宫颈癌患者并没有典型的接触性出血、阴道不规则出血等症状，这就要求阴道镜医生结合患者的自述和阴道镜检查的所有信息综合评估，做出恰当的处理（如进行组织活检或宫颈管搔刮），这样才不至于误诊、漏诊。进行阴道镜检查前的准备工作流程如图5-2所示。

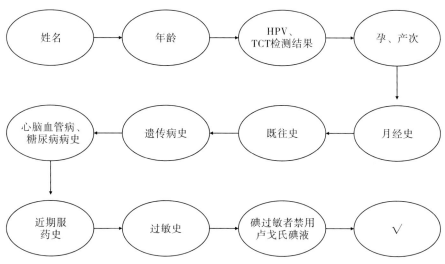

图5-2　阴道镜检查前的准备工作流程

二、阴道镜检查的工作流程

在完成以上准备工作后，即可行阴道镜检查。阴道镜检查的工作流程见图5-3。

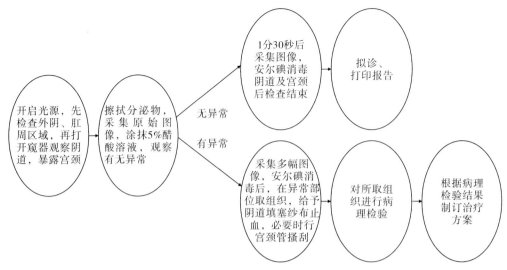

图 5-3　阴道镜检查的工作流程

三、判读图像的步骤

1. 嘱患者取膀胱截石位，首先仔细观察外阴、肛周区域有无异常（如有无溃疡、色素变化、新生物等），在窥器缓慢轻柔进入阴道的同时，用低倍镜 4 或 5 倍先观察全貌，再观察阴道黏膜有无异常（如有无潮红、异常突起、缺损、出血等），在距离宫颈 3～5 cm时就应打开窥器合页，将其轻推至前、后穹隆，充分暴露宫颈，避免擦伤宫颈、穹窿黏膜，切记不要反复、大幅度地旋转窥器，以免造成出血和表皮脱落，干扰检查。

2. 暴露宫颈后，首先将镜头摆放在距离宫颈 15～20 cm 处，同时调节焦距，将图像放大 7～9 倍，此时用大棉签将黏液擦拭干净后（建议进行旋转式擦拭，不宜用力过大，以免引起出血，特别是对绝经后的患者，更易出现黏膜出血点，影响诊断），采集第 1 幅原始图像。

3. 接下来用浸透 5％醋酸溶液的大棉签均匀涂抹整个穹隆，然后将其置于宫颈表面 30 秒，去除棉签后观察所涂部位及转化区的变化。一般情况下，醋酸白色上皮出现得越早、消退得越晚，醋酸白色上皮越厚，提示病变级别越高；反之，醋酸白色上皮出现得越晚、消退得越早，醋酸白色上皮越薄，提示病变级别越低或无异常。

4. 1 分 30 秒后采集第 2 幅图像，同时可用绿光观察血管（绿光下可清晰观察到血管形态的细微变化，一般情况下，正常的血管在 5％醋酸溶液的作用下会立即收缩，而异常血管则无变化），如无异常，采集 2～4 幅图像（原始白光图、涂 5％醋酸溶液 1 分 30 秒之后的白光图或绿光图），用安尔碘消毒阴道及宫颈后，即可结束检查，拟诊、打印报告。原始鳞状上皮、化生鳞状上皮、柱状上皮葡萄样改变、柱状上皮小岛、腺体开口、纳氏囊肿等为正常阴道镜所见。

5. 如患者出现异常图像，须局部放大，重点突显病变区域，将病变图像多拍几张，作为资料留存。醋酸白色上皮、镶嵌、腺体白环、点状血管、异型血管等为异常的阴道镜所见。对转化区向颈管内移者以及腺体开口较大且密集者均需高度重视，必要时进行宫颈管搔刮和组织活检。

6. 涂 5％醋酸溶液 1 分 30 秒后，若能明确病变部位，即可在安尔碘消毒阴道及宫颈后直接进行活检(无须进行常规涂卢戈氏碘溶液，这是因为碘有可能会掩盖血管形态和醋酸白色上皮所表现出的异常图像)，然后进行阴道填塞无菌纱布以压迫止血，缓慢退出窥器，结束检查，最后将所取组织进行病理检验，根据病理检验的结果制订治疗方案。

注：打印报告时，对结果无异常者通常取两幅图像(原始图像和涂 5％醋酸溶液 1 分 30 秒后的图像)，这样既能体现真实病情，又能节约彩墨，在保证医疗安全的前提下降低成本、节约资源；如有外阴、阴道、宫颈等多部位病变时，则须取多幅能够全面反映病变的图像，最大程度地将所有的异常部位呈现给临床医生，为其做出精准治疗提供依据。

四、宫颈病变的诊断

受各种因素的影响，宫颈在阴道镜下的图像会有一定的差异。根据我们 20 年的临床经验将宫颈在阴道镜下的特点总结如下：①一般情况下，涂抹 5％醋酸溶液后 50～90 秒是最佳的观察时间；②阴道镜下未见异常者 1 分 30 秒后即可结束阴道镜检查，多数患者适用于该流程；③物理治疗(如二氧化碳激光疗法、CKC、LEEP 等)后的宫颈，醋酸反应稍慢，故对这类宫颈需延长观察时间，但观察时间一般也不宜超过 3 分钟；④来月经前 3～5 天进行阴道镜检查，因宫颈充血，容易过度诊断，此类因月经前宫颈充血导致的异常阴道镜所见多数可于月经后自行消失。

宫颈病变的分级、异型细胞累及范围、阴道镜下所见、病理细胞形态见表 5-2 (仅供参考)。

表 5-2 宫颈病变的分级、异型细胞累及范围、阴道镜下所见、病理细胞形态

分级	异型细胞累及范围	阴道镜下所见	病理细胞形态
轻度不典型增生	上皮下 1/3 层	薄的醋酸白色上皮，呈半透明状，边界欠清晰，涂 5％醋酸溶液后显色稍慢，细小镶嵌	细胞核增大，核质比略增大，核染色稍加深，核分裂象少，细胞极性正常
中度不典型增生	上皮下 1/3～2/3 层	稍厚或较厚的醋酸白色上皮，显色稍快，持续数分钟。病变边界较清晰，点状血管、镶嵌、腺体开口	细胞核明显增大，核质比增大，核深染，核分裂象较多，细胞数量明显增多，细胞极性尚存
重度不典型增生和(或)原位癌	病变细胞几乎或全部占据上皮全层，但未突破基底膜，未侵犯间质	白色或牡蛎色厚的醋酸白色上皮，边界清晰，粗大的镶嵌及异型血管、腺体白环	细胞核异常增大，核质比显著增大，核形不规则，染色更深，核分裂象多，细胞拥挤，排列紊乱，细胞极性消失

注：阴道镜所见术语不做赘述，请参照本书附录二的相关内容。

五、拟诊

1. 子宫颈：正常子宫颈、慢性子宫颈黏膜炎、低级别上皮内瘤变、高级别上皮内瘤变、子宫颈癌等。

2. 外阴：外阴营养不良、外阴鳞状上皮内瘤变、外阴癌等。

3. 阴道：病毒感染、阴道壁上皮内瘤变、阴道癌、恶性黑色素瘤等。

4. 其他：炎症、息肉、宫颈治疗后改变（如狭窄、瘢痕、子宫内膜异位等）。

六、活检

精准完整的取材是组织病理学准确诊断的基础，阴道镜医生应结合患者的临床症状、病史、细胞学、HPV检测结果，对可疑病变处进行评估、拟诊后再进行组织活检，以避免盲目取材，四象限盲取失去了做阴道镜的意义和作用。组织活检应取最异常区域，对于子宫颈应取在鳞-柱交界处，对于外阴及阴道应在局麻下取病变最明显处，所取组织应包含完整的上皮及上皮下间质，活检组织的大小一般为 $0.3\,cm\times0.3\,cm\times0.3\,cm$；进行冰冻切片快速病理检查时，取材的体积须稍大一些。对于高危患者来说，若阴道镜下未见异常，则需要结合B超等辅助检查结果，如B超检查提示子宫颈管内有异常血流信号及占位性病变时，可行多点组织活检和宫颈管搔刮，以防漏诊。

七、治疗

阴道镜检查既能在锥切前明确病变的大小，帮助临床医生确定手术范围和手术方式，还能发现病变是否累及阴道，动态观察病情变化，为临床医生制订治疗方案、评估预后风险、确定术后随访方案提供依据。对于低级别病变患者，可以进行随访，也可以进行治疗性组织活检和二氧化碳激光治疗。对于高级别病变患者，应先进行锥切，然后根据锥切后的病理结果来制订下一步的治疗方案。锥切既是一种诊断方式，也是一种治疗方式。如果高级别病变锥切术后切缘呈阴性，则须对患者进行定期随访；如果高级别病变锥切术后切缘呈阳性，则应根据病理检验结果、患者的自身条件及意愿来决定是否进行二次锥切或其他相应手术。

第四节　活检的禁忌证、技巧、术后注意事项及并发症的处理

一、活检的禁忌证

活检无绝对禁忌证，但有相对禁忌证，其具体如下。

1. 有外阴、阴道、宫颈、盆腔急性炎症者禁止活检；但患者的细胞学检查结果提示为高度上皮内瘤变、提示有癌细胞，或肉眼可见明显异常，则应及时进行组织活检，不应盲目、反复、长期地进行阴道用药，切忌因治疗炎症而延误诊断和治疗。

2. 月经期内禁止进行组织活检，有导致感染、出血和子宫内膜异位的风险。这里需要注意的是，阴道出血不是组织活检的绝对禁忌证，必须鉴别出血的原因。如果是癌灶出血，那么盲目地进行止血治疗，不及时进行组织活检、明确诊断，就会延误治疗。

3. 妊娠期孕 12 周以后至孕 32 周前进行宫颈组织活检是相对安全的。进行宫颈组织活检术前应与孕妇及家属充分沟通，告知风险，征得同意，签署知情同意书。孕期宫颈组织活检的风险大于非孕期宫颈组织活检的风险，因此，应由经验丰富的阴道镜医生进行操作，不应多点活检，活检点以 1 或 2 个为宜，在能够满足病理诊断要求的前提下，创伤越小越好。

4. 对早孕、先兆流产、前置胎盘等患者不适宜进行阴道操作；早孕及孕 32 周以后，宫颈操作易引起子宫收缩，从而导致流产或早产，为相对禁忌证。

二、活检的技巧

1. 活检首选最异常的区域。

2. 活检钳要锋利，取材要快、准、稳，最好一次钳下组织，避免反复钳咬、撕扯，使组织压缩、变形或破碎。宫颈活检，组织应取自可疑病变的鳞-柱交界处，切忌横断面式取材或只取柱状上皮，二者均会影响病理诊断，从而有可能造成治疗方案的不精准。取材时应先取位置较低处的病变组织，如果先取位置较高处的病变组织，血液流出就会遮挡低处病变的部位，导致取材部位出现偏差。不建议使用宫颈钳固定宫颈，以免造成正常上皮损伤、取材过大和牵拉宫颈，这些都会给患者带来不必要的创伤和不适。

3. 对范围较小的低度病变可行治疗性组织活检。

4. 对疑似患高度恶性肿瘤者取材时，在保证病理诊断的前提下勿大勿深，取材尽可能控制在最小范围。如宫颈表面组织活检能明确诊断，则无须进行宫颈管搔刮，将远处转移的风险降至最低，应尽快安排手术治疗或其他治疗。

5. 阴道镜检查诊断阴道肿瘤的特异性比诊断子宫颈肿瘤的特异性要低很多，诊查的准确性也较差，因此用阴道镜检查诊断阴道肿瘤对取材的要求较高。在取阴道穹隆和阴道壁组织时，建议将窥器微合，人工形成皱襞，如果病变延伸至侧穹隆或全子宫切除术后残端的侧角，就需要用小拉钩尽可能地将所有的皱襞翻出来，活检取材的深度为 0.15～0.3 cm，取材不宜过深，以免造成副损伤。

6. 为防止多点取材，混淆标本，取材后应将标本按钟表方向摆放，然后分别装入内有固定液的标本盒中。切记！不能将所有标本放入一个标本盒中，以免混淆病变部位。

三、活检术后的注意事项

1. 活检不影响患者正常的工作、生活。术后患者应避免过度劳累、服用活血性药物等。术后孕妇可适当休息。

2. 宫颈及阴道活检术后 12～24 小时患者自行取除阴道纱布，纱布取除后阴道会有少量出血，一般阴道出血会持续 3～5 天。如出血量多于月经量，应及时就诊。

3. 活检后 2 周内，应禁止阴道放药、性生活和盆浴，保持外阴清洁、干燥。

4. 一般情况下无须使用止血药和抗生素。

四、活检术后并发症的处理

（一）并发症

1. 出血：行阴道填塞无菌纱布以压迫创面，通常情况下都能有效止血。偶有出血较多的情况，单纯压迫止血有可能会失败，但发生率极低，其原因如下：①活检取材时损伤小动脉；②患者存在凝血功能障碍，如长期服用抗凝药物、血小板减少等；③癌组织较脆、表面异型血管丰富；④妊娠期血管结构改变，血运丰富。

2. 感染：患者自身患阴道炎或术者无菌观念不强等均可能导致局部感染，出现阴道分泌物增多、有异味等阴道炎症状，严重时会有发热、腹痛等。

（二）处理措施

1. 根据病变的部位、范围选择大小合适的活检钳。

2. 活检时应避开小动脉和异型血管。

3. 如果出血较多，可在局部使用"止血明胶"或"云南白药"后，再行阴道填塞无菌纱布以压迫止血。

4. 可使用二氧化碳激光法或球形电极电凝法止血。

5. 可使用可吸收线缝合创面止血。

6. 对感染应以预防为主，常规进行白带检查。活检前后用碘伏消毒外阴、阴道和宫颈，增强无菌操作意识，避免发生医源性感染。

附：纱布卷折叠方法

目前，临床上阴道填塞纱布止血的方法很多，为防止将纱布遗漏在阴道内，经过多年实践，我们建议采用将一块纱布包裹在另一块纱布里的折叠方法（图 5 - 4），这样折叠出的纱布卷"前厚后薄"，既可满足压迫止血的需要，又可使患者感到舒适、易于取出。

纱布折叠的方法和阴道填塞纱布止血的技巧具体如下。

1. 折叠纱布卷：步骤详见图5-4。

2. 纱布卷折叠好后，可用卵圆钳钳住纱布卷，以"S"形逐层进行填塞(图5-4)。

3. 填塞好纱布卷后，用卵圆钳前端按压活检取材部位，退出窥器后再将卵圆钳慢慢取出(取出时应防止纱布卷松动)。

4. 将纱布头留于阴道口外少许，以便于患者自行取出。

5. 若为宫颈管内出血，可将"止血明胶"搓成卷状，置于子宫颈管内，再行填塞。

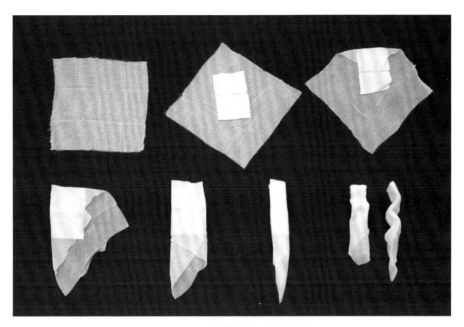

图5-4　折叠纱布卷的步骤

第五节　宫颈管搔刮的指征、禁忌证及操作技巧

宫颈管搔刮是指使用细小的刮匙伸入子宫颈管内，全面搔刮子宫颈管1或2周，然后对所刮取的组织进行病理检验，以诊断子宫颈管内有无病变及癌灶的活检方法。

一、宫颈管搔刮的指征

1. 在阴道镜检查不满意的情况下，如绝经或手术后宫颈不能充分暴露。

2. 细胞学检查结果为子宫颈腺上皮异常，包括：①非典型腺细胞，不能明确意义(AGC-NOS)；②非典型腺细胞，倾向于上皮内瘤变(CGIN)；③非典型腺细胞，倾向于子宫颈管原位腺癌(AIS)；④子宫颈腺癌。这些异常均须常规行宫颈管搔刮。

3. 宫颈锥切术后病理提示切缘阳性者，术后随诊应行宫颈管搔刮。

4. 对宫颈质地异常、宫颈形态改变、宫颈接触性出血、绝经后阴道出血及排液，但阴道镜所见无明显异常者，无论细胞学和 HPV 检测结果如何，均须行宫颈管搔刮，以免漏诊宫颈管内病变和内生型癌。

二、宫颈管搔刮的禁忌证

孕期为宫颈管搔刮的绝对禁忌证。阴道出血不是宫颈管搔刮的绝对禁忌证，只要符合宫颈管搔刮的指征，无论阴道出血与否，均须行宫颈管搔刮。其余禁忌证同活检。

三、宫颈管搔刮的操作技巧

1. 一般情况下，Ⅰ型转换区、细胞学和 HPV 检测结果正常、阴道镜检查镜下无异常者无须常规行宫颈管搔刮。

2. 应根据宫颈口的大小选择型号合适的刮匙。

3. 进行宫颈管搔刮时动作应轻柔，360°遍刮 1～2 周，同时要有一定的深度（2～3 cm），如果深度不够容易漏掉子宫颈管深部的病变。刮匙的角度不宜过大，以免搔刮时加重患者的不适或造成子宫颈管损伤。

4. 也可采用宫颈管细胞刷刷取，部分替代宫颈管搔刮术，宫颈管细胞刷刷取创伤小，易被患者接受。

5. 宫颈管搔刮不能代表诊断性锥切的结果，也不能代替诊断性锥切的作用。

第六节 影响病理检验结果的因素

在日常工作中，偶尔会遇到肉眼、阴道镜下拟诊与病理诊断不相符的情况，阴道镜医生需要与病理检验医生及时进行沟通，仔细查找原因，最终达成共识。影响病理检验结果的因素具体如下。

一、相关诊查设备的因素

阴道镜主要用于检查下生殖道病变，它主要通过强光照射穿透上皮细胞，放大表皮和皮下的血管，近距离地观察其变化。阴道镜检查是筛查子宫颈病变及阴道病变的最主要手段。如果阴道镜设备陈旧、配置较低、图像不清晰，就会影响使用阴道镜的医生的工作质量。同理，病理检验的制片设备、试剂、显微镜等达不到高标准的要求，也可影响其诊断结果的准确性。

二、阴道镜医生的因素

1. 阴道镜医生临床经验不足，不能准确判别病变的部位和病变的性质。

2. 阴道镜医生工作随意性强，缺乏敬业精神，相关专业知识滞后（合格的阴道镜医生将所有的病理检验结果与阴道镜图像进行对比，反复甄别病变的部位和病变的性质，不断总结、积累，提高专业水平）。

3. 阴道镜医生取材手法不正确，活检钳偏离病变位置，取材部位不精准，如只钳取了柱状上皮组织。

4. 阴道镜医生取材深度不够，如只钳取了坏死组织或溃疡组织，这种情况大多数因术者缺乏经验、自信心，担心出血所致。

5. 所取组织破碎、过小或组织压缩变形，主要原因是活检钳不够锋利，宫颈物理治疗后形态、韧度改变，以及术者取材不熟练等。

6. 阴道镜医生没有及时将活检离体组织放入固定液中，导致活检组织自溶。

三、病理检验医生的因素

1. 病理载玻片的制作是一个非常复杂和严谨的过程。其具体操作流程如下：接收标本—核对标本—签收—编号—登记—计价—扫描—录入—取材—打印号码—核对—上机—再固定—脱水—透明—浸蜡—包埋—核对—扫描—切片—贴标签—捞片—烤片—染色—封片—核对。其中任何一个环节出现差错，均会影响到病理检验结果的准确性，因此制片技师的技术水平和责任心尤为重要。

2. 因为病理检验医生的诊断水平是有差异的，所以会有诊断不足和诊断过度的现象。诊断不足会延误治疗，诊断过度则会给患者带来不必要的身体伤害及精神、经济负担。

四、标本固定液的因素

固定液不合格（标准固定液应为10％中性缓冲福尔马林，所需量为10倍于所取组织体积）。

综上所述，只有阴道镜医生的巧手和病理检验医师的慧眼完美结合，才可能出具一份准确的病理检验报告，为临床医生制订精准的治疗方案奠定基础。

第六章

正常宫颈阴道镜图

一、转化区的类型

(一) Ⅰ 型转化区

Ⅰ型转化区：可见完整的鳞-柱交界。

病例 1 患者，30 岁，G3P1。TCT：阴性。HPV-33 阳性。阴道镜所见：原始鳞状上皮、薄的醋酸白色上皮、化生鳞状上皮、柱状上皮葡萄样改变、腺体开口（图 6-1、图 6-2）。

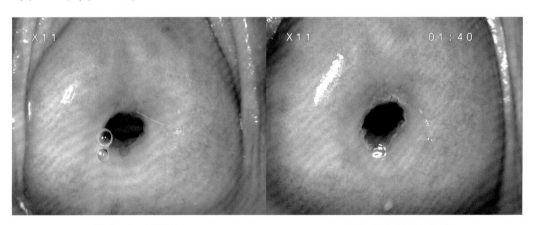

图 6-1 原始图

可见完整的鳞-柱交界。

图 6-2 涂 5% 醋酸溶液后图

病例 2 患者，27 岁，G5P1。TCT：阴性。HPV-56 阳性。阴道镜所见：原始鳞状上皮、薄的醋酸白色上皮、化生鳞状上皮、柱状上皮葡萄样改变、腺体开口（图 6-3、图 6-4）。

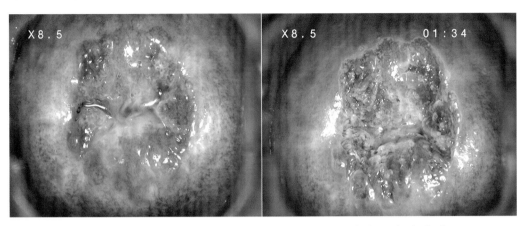

图 6-3 原始图

可见完整的鳞-柱交界。

图 6-4 涂 5% 醋酸溶液后图

病例 3 患者，29 岁，G0P0。TCT：阴性。HPV-HR 阳性。阴道镜所见：原始鳞状上皮、薄的醋酸白色上皮、化生鳞状上皮、柱状上皮葡萄样改变、腺体开口（图 6-5～图 6-8）。

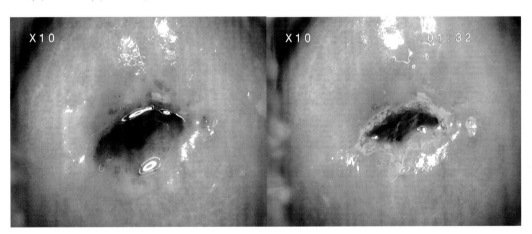

图 6-5 原始图

可见完整的鳞-柱交界。

图 6-6 涂 5% 醋酸溶液后图

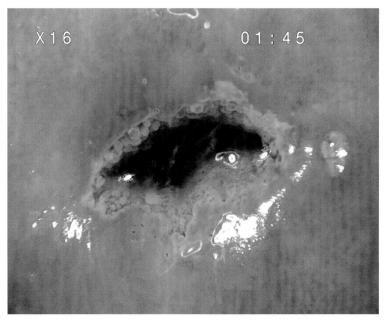

图 6-7　局部放大白光图

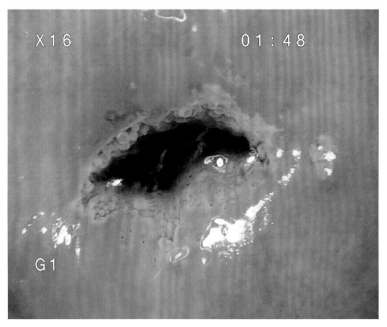

图 6-8　局部放大绿光图

（二）Ⅱ型转化区

Ⅱ型转化区：鳞-柱交界部分可见，部分位于子宫颈管内，在检查器械的帮助下，可以看到完整的鳞-柱交界。

病例 1　患者，32 岁，G2P2。TCT：阴性。HPV - 18 阳性。CIN Ⅲ 锥切术后
1 年。阴道镜所见：正常鳞状上皮、薄的醋酸白色上皮、化生鳞状上皮、柱状上皮
葡萄样改变、腺体开口（图 6 - 9、图 6 - 10）。

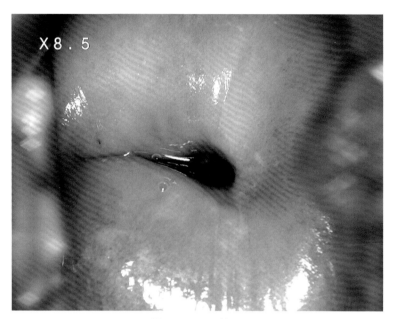

图 6 - 9　原始图

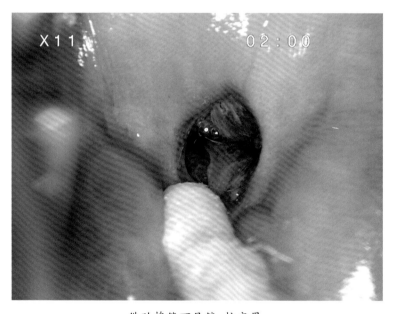

借助棉签可见鳞-柱交界。

图 6 - 10　涂 5% 醋酸溶液后图

病例 2 患者，34 岁，G4P2。TCT：阴性。HPV-16 阳性。阴道镜所见：原始鳞状上皮、薄的醋酸白色上皮、化生鳞状上皮、柱状上皮葡萄样改变、腺体开口、纳氏囊肿（图 6-11～图 6-13）。

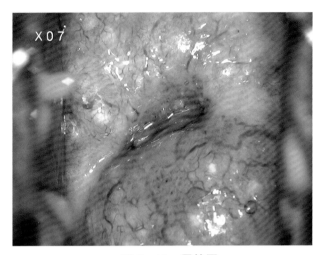

图 6-11 原始图

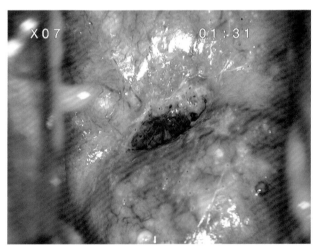

图 6-12 涂 5%醋酸溶液后图

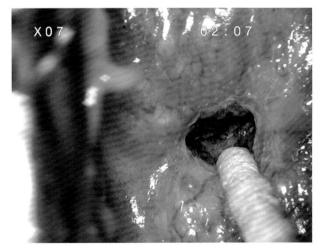

图 6-13 借助棉签可见鳞-柱交界

病例3　患者，45岁，G2P1。TCT：阴性。HPV-HR阳性。阴道镜所见：原始鳞状上皮、薄的醋酸白色上皮、化生鳞状上皮、柱状上皮葡萄样改变、腺体开口。病检结果：宫颈管内12点处CIN Ⅰ，可见挖空细胞(图6-14、图6-15)。

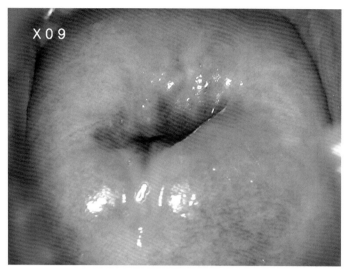

图6-14　原始图

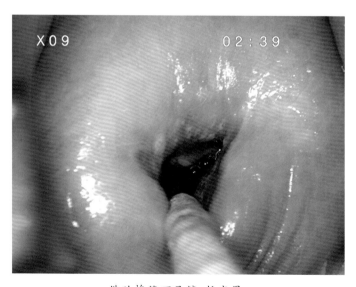

借助棉签可见鳞-柱交界。

图6-15　涂5%醋酸溶液后图

(三)Ⅲ型转化区

Ⅲ型转化区：不能看到完整的鳞-柱交界。

病例1　患者，53岁，绝经3年，G2P1。TCT：阴性。HPV-HR阳性。阴道镜所见：原始鳞状上皮、薄的醋酸白色上皮、化生鳞状上皮、腺体开口(图6-16、图6-17)。

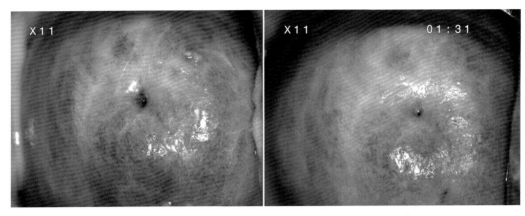

图 6-16　原始图　　　　　　　　　　　　　　未见鳞-柱交界。

图 6-17　涂 5% 醋酸溶液后图

病例 2　患者，27 岁，G1P0，TCT：阴性。HPV-HR 阳性。阴道镜所见：原始鳞状上皮、薄的醋酸白色上皮、化生鳞状上皮、腺体开口（图 6-18、图 6-19）。

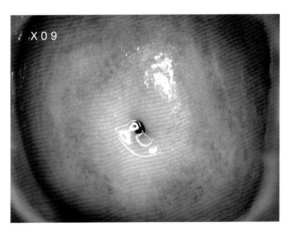

图 6-18　原始图

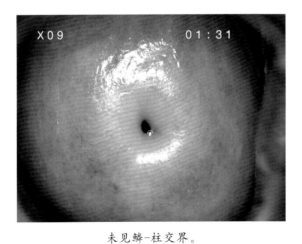

未见鳞-柱交界。

图 6-19　涂 5% 醋酸溶液后图

病例 3 患者，71 岁，绝经 15 年，G4P2。TCT：阴性。HPV - 66 阳性。阴道镜所见：原始鳞状上皮、薄的醋酸白色上皮、化生鳞状上皮、腺体开口（图 6 - 20、图 6 - 21）。

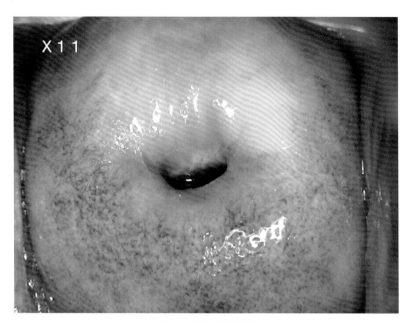

图 6 - 20　原始图

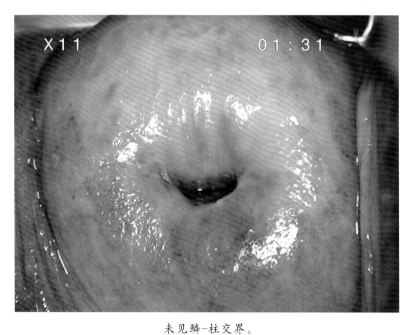

未见鳞-柱交界。

图 6 - 21　涂 5%醋酸溶液后图

二、正常阴道镜所见

（一）腺体开口

病例 1 患者，35 岁，G4P1。TCT：阴性。HPV - HR 阳性。阴道镜检查未见明显异常（图 6 - 22、图 6 - 23）。

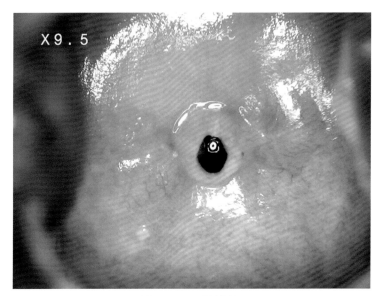

图 6 - 22　原始图

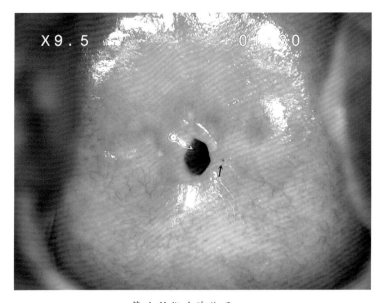

箭头所指为腺体开口。

图 6 - 23　涂 5% 醋酸溶液后图

　　病例 2　患者，30 岁，G4P2。TCT：阴性。HPV - HR 阳性。阴道镜检查未见明显异常（图 6 - 24、图 6 - 25）。

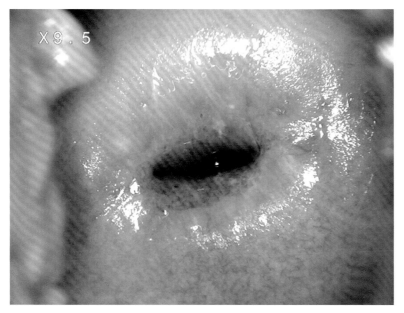

图 6 - 24　原始图

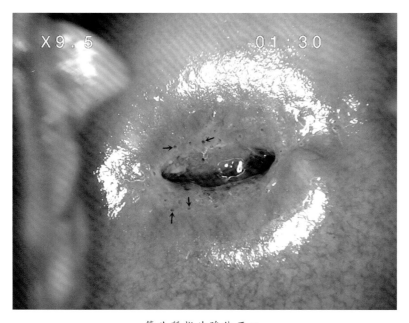

箭头所指为腺体开口。

图 6 - 25　涂 5% 醋酸溶液后图

（二）柱状上皮葡萄样改变

病例 1 患者，37 岁，G4P2。TCT：ASC-US。HPV 阴性。阴道镜检查未见明显异常（图 6-26～图 6-29）。

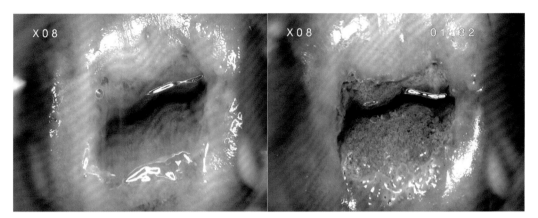

图 6-26　原始图　　　　　　　　　图 6-27　涂 5%醋酸溶液后图

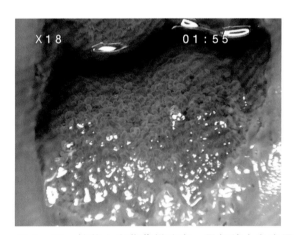

图 6-28　柱状上皮葡萄样改变，局部放大白光图

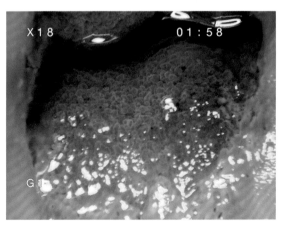

图 6-29　柱状上皮葡萄样改变，局部放大绿光图

病例 **2**　患者，44 岁，G2P1。TCT：阴性。HPV - 42 阳性。阴道镜检查未见明显异常（图 6 - 30、图 6 - 31）。

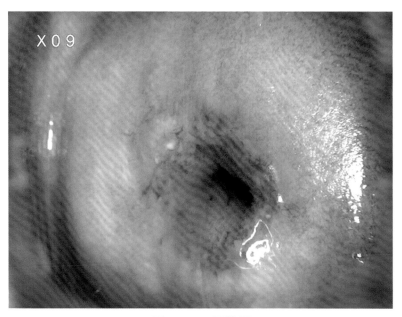

图 6 - 30　原始图

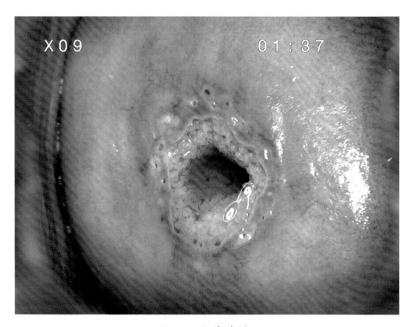

可见柱状上皮葡萄样改变。

图 6 - 31　涂 5% 醋酸溶液后图

病例3 患者，25岁，G0P0。TCT：阴性。HPV-18、HPV-45、HPV-HR阳性。阴道镜检查未见明显异常（图6-32、图6-33）。

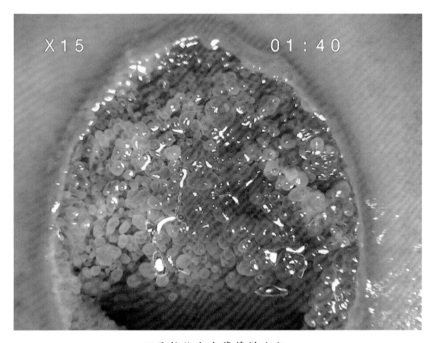

可见柱状上皮葡萄样改变。

图6-32 涂5%醋酸溶液后局部放大白光图

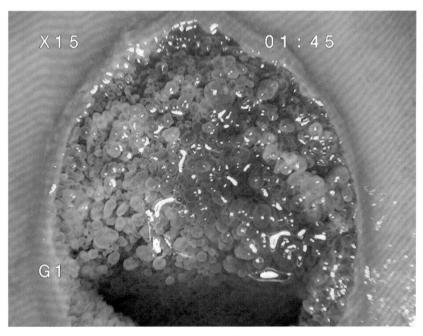

可见柱状上皮葡萄样改变。

图6-33 涂5%醋酸溶液后局部放大绿光图

病例 4　患者，19 岁，G0P0。TCT：阴性。HPV-16 阳性。阴道镜检查未见明显异常（图 6-34、图 6-35）。

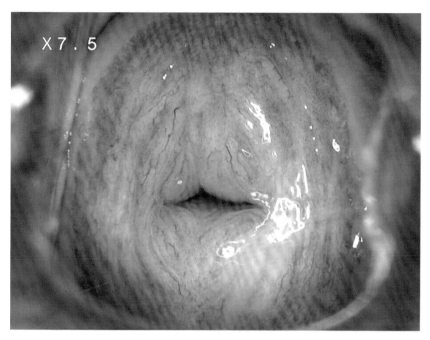

图 6-34　原始图

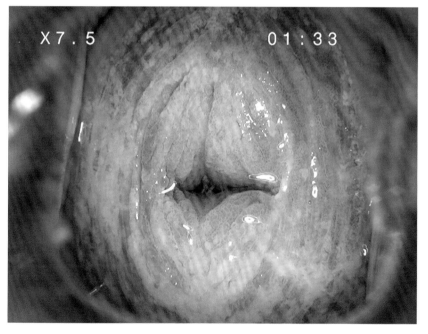

可见柱状上皮葡萄样改变。

图 6-35　涂 5% 醋酸溶液后图

（三）柱状上皮小岛

病例1 患者，26岁，G1P0。TCT：阴性。HPV - HR 阳性。阴道镜检查未见明显异常（图6-36～图6-39）。

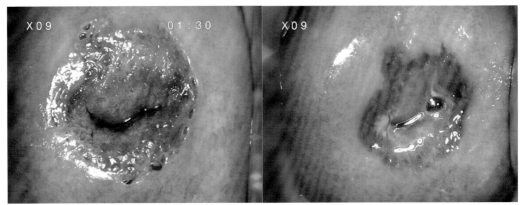

图6-36 原始图　　　　　　　图6-37 涂5%醋酸溶液后图

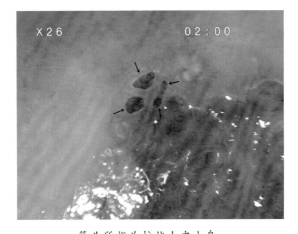

箭头所指为柱状上皮小岛。

图6-38 柱状上皮小岛，局部放大白光图

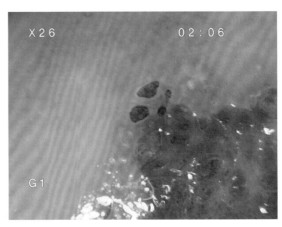

图6-39 柱状上皮小岛，局部放大绿光图

病例 2 患者，42 岁，G1P1。TCT：阴性。HPV-16 阳性。阴道镜检查未见明显异常（图 6-40～图 6-43）。

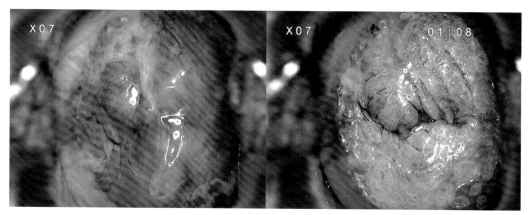

图 6-40 原始图 图 6-41 涂 5% 醋酸溶液后图

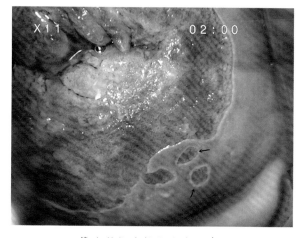

箭头所指为柱状上皮小岛。

图 6-42 柱状上皮小岛，局部放大白光图

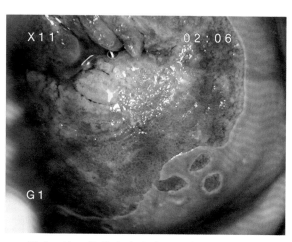

图 6-43 柱状上皮小岛，局部放大绿光图

病例 3 患者，31 岁，G2P1。TCT：ASC – US。HPV – 39 阳性。阴道镜检查未见明显异常（图 6 – 44、图 6 – 45）。

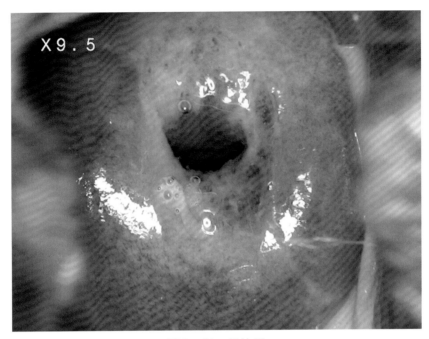

图 6 – 44　原始图

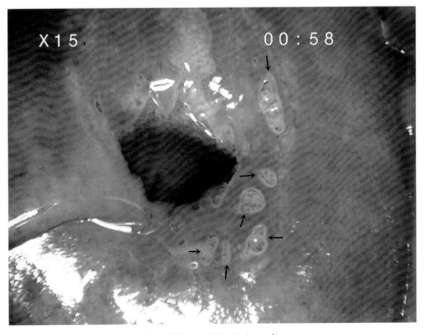

箭头所指为柱状上皮小岛。

图 6 – 45　涂 5% 醋酸溶液后局部放大白光图，可见柱状上皮小岛

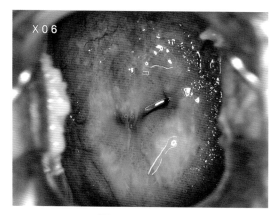

图 6 - 46　原始图

病例 4　患者，30 岁，G2P1。TCT、HPV 均为阴性。阴道镜未见明显异常(图6-46～图6-48)。

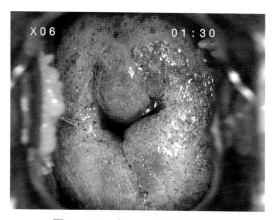

图 6 - 47　涂 5% 醋酸溶液后图

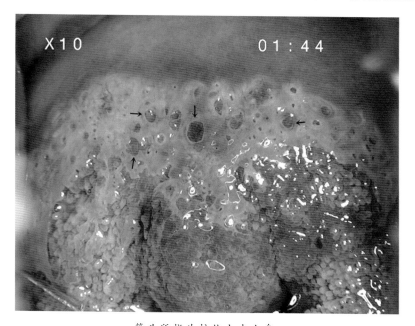

箭头所指为柱状上皮小岛。

图 6 - 48　柱状上皮小岛，局部放大白光图

(四)纳氏囊肿

病例1 患者,43岁,G2P2。TCT:阴性。HPV-HR阳性。阴道镜检查未见明显异常(图6-49~图6-52)。

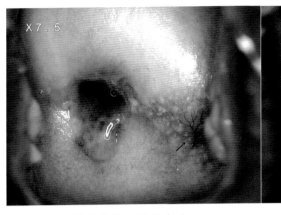

箭头所指为纳氏囊肿。

图6-49 原始图

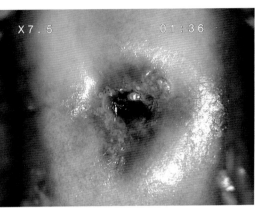

图6-50 涂5%醋酸溶液后图

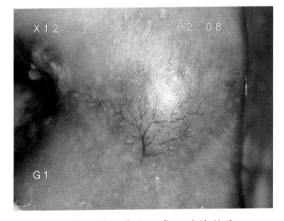

此种树枝样血管为正常阴道镜所见。

图6-51 纳氏囊肿,局部放大绿光图

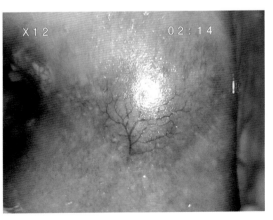

图6-52 纳氏囊肿,局部放大白光图

病例 2 患者，44 岁，G5P2。TCT：阴性。HPV-52 阳性。阴道镜检查未见明显异常（图 6-53～图 6-57）。

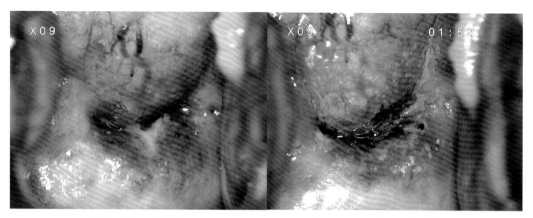

图 6-53 原始图　　　　　　　　图 6-54 涂 5% 醋酸溶液后图

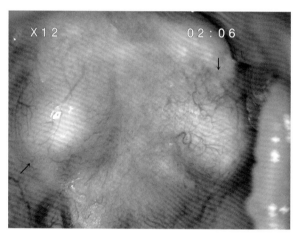

箭头所指为纳氏囊肿。

图 6-55 纳氏囊肿，局部放大白光图

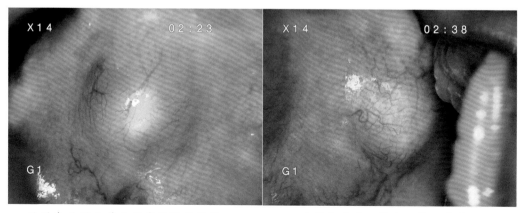

此种杂乱的血管为正常阴道镜所见。　　　此种杂乱的血管为正常阴道镜所见。

图 6-56 纳氏囊肿，局部放大绿光图（1）　　图 6-57 纳氏囊肿，局部放大绿光图（2）

病例 3 患者，40 岁，G2P1。TCT：阴性。HPV-HR 阳性。阴道镜检查未见明显异常（图 6-58～图 6-60）。

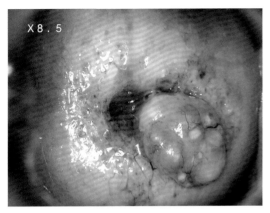

图 6-58 原始图

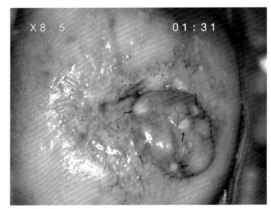

箭头所指为纳氏囊肿。

图 6-59 涂 5% 醋酸溶液后图

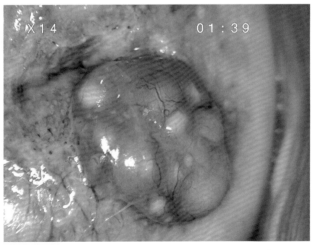

此图为一个大的纳氏囊肿里包含多个小纳氏囊肿。

图 6-60 纳氏囊肿局部放大白光图

（五）息肉

病例 1 患者，55 岁，G1P1。绝经 6 年，TCT、HPV 均为阴性。阴道镜检查未见明显异常。取宫颈赘生物，病检结果：宫颈黏膜息肉（图 6-61～图 6-64）。

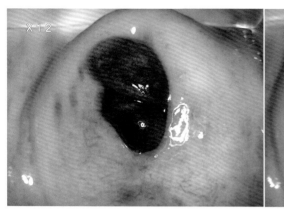

图 6-61 原始图

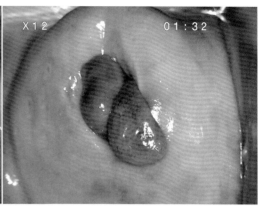

图 6-62 涂 5%醋酸溶液后图

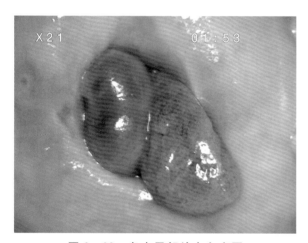

图 6-63 息肉局部放大白光图

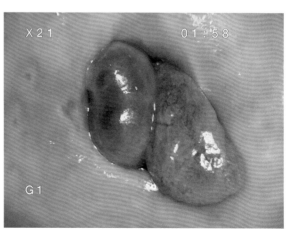

图 6-64 息肉局部放大绿光图

病例 2 患者，34 岁，G1P0。TCT 未查。HPV - HR 阳性。取宫颈赘生物，病检结果：宫颈黏膜息肉（图 6 - 65、图 6 - 66）。

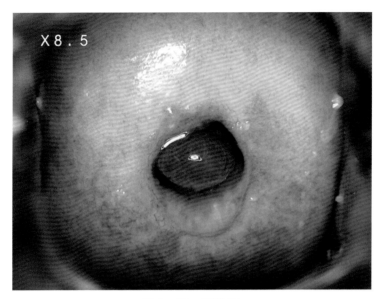

图 6 - 65　原始图

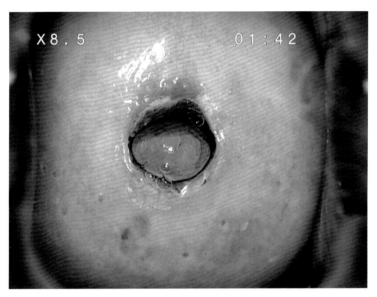

图 6 - 66　涂 5% 醋酸溶液后图

第七章

宫颈上皮内瘤变

一、异常阴道镜所见

(一)细小镶嵌

病例 1 患者,36 岁,G1P1。TCT:HSIL。HPV:阴性。病检结果:CIN Ⅰ 累及腺体(图 7-1、图 7-2)。

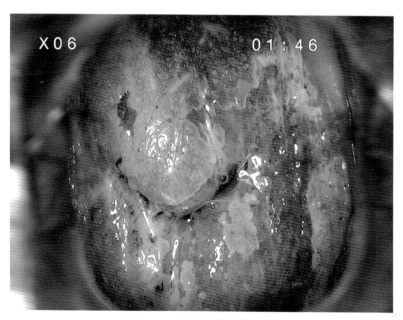

图 7-1 涂 5%醋酸溶液后图

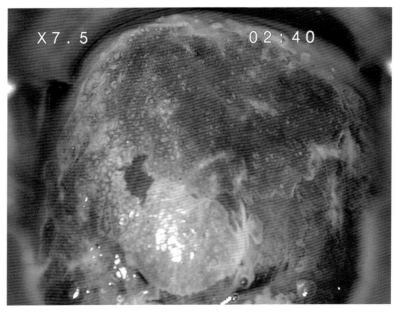

图 7 - 2　细小镶嵌，局部放大白光图

病例 2　患者，29 岁，G0P0。TCT：LSIL。HPV - 16、HPV - HR 阳性。病检结果：CIN Ⅰ（图 7 - 3～图 7 - 6）。

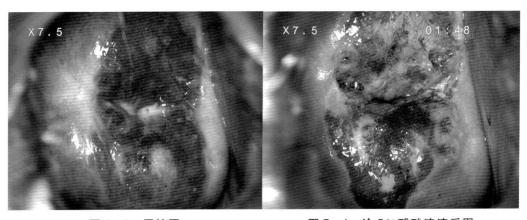

图 7 - 3　原始图　　　　　　　　　　图 7 - 4　涂 5% 醋酸溶液后图

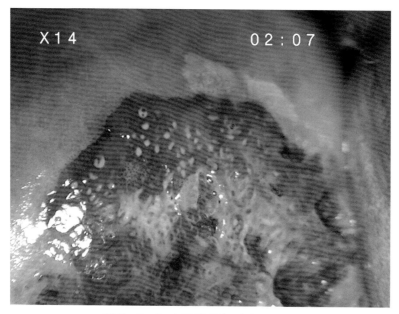

图 7-5　细小镶嵌局部放大白光图

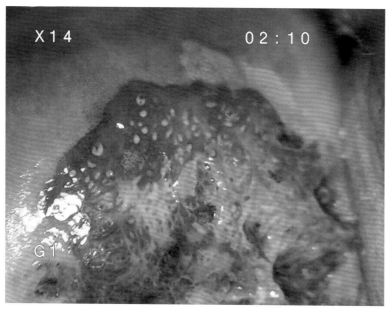

图 7-6　细小镶嵌局部放大绿光图

（二）粗大镶嵌

病例 1 患者，45 岁，G3P1。TCT：ASC – H。HPV – 35 阳性。病检结果：CIN Ⅱ～CIN Ⅲ（图 7 – 7～图 7 –9）。

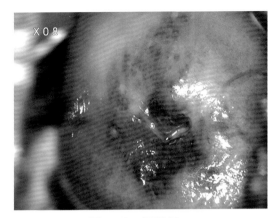

图 7 – 7 原始图

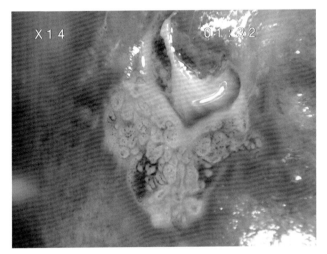

图 7 – 8 涂 5% 醋酸溶液后，粗大镶嵌局部放大白光图

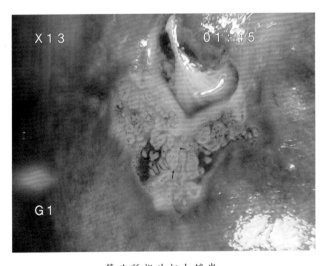

箭头所指为粗大镶嵌。

图 7 – 9 涂 5% 醋酸溶液后，粗大镶嵌局部放大绿光图

病例 2　患者，30 岁，G0P0。TCT：阴性。HPV - 18 阳性。病检结果：CIN Ⅱ。免疫组化结果：p16（＋），Ki - 67（60％）（图 7 - 10、图 7 - 11）。

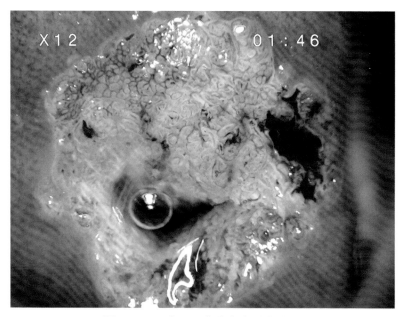

图 7 - 10　涂 5％醋酸溶液后白光图

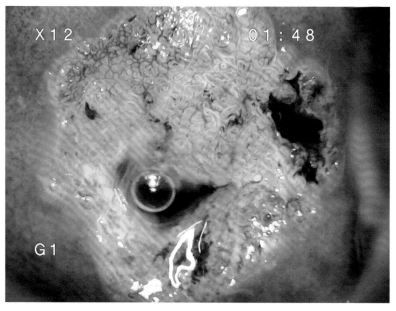

图 7 - 11　涂 5％醋酸溶液后绿光图

病例3　患者，37岁，G4P1。TCT：LSIL。HPV－HR阳性。病检结果：CINⅡ。免疫组化结果：p16(＋)，Ki－67(50％)(图7－12、图7－13)。

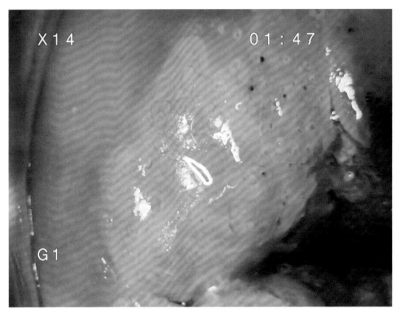

图7－12　涂5％醋酸溶液后，粗大镶嵌局部放大绿光图

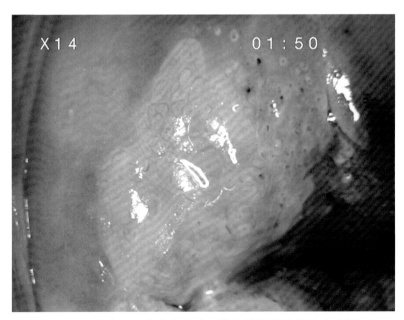

图7－13　涂5％醋酸溶液后，粗大镶嵌局部放大白光图

病例 4　患者，43 岁，G2P1。TCT：HSIL。HPV - 18、HPV - HR 阳性。病检结果：高级别上皮内瘤变(图 7 - 14～图 7 - 17)。

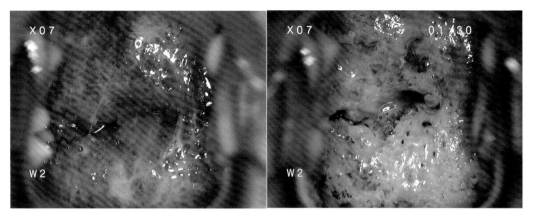

图 7 - 14　原始图　　　　　　　　　图 7 - 15　涂 5%醋酸溶液后图

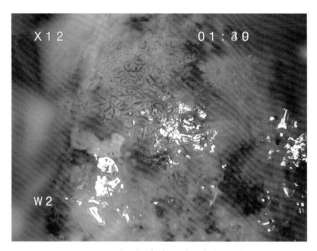

图 7 - 16　粗大镶嵌局部放大白光图

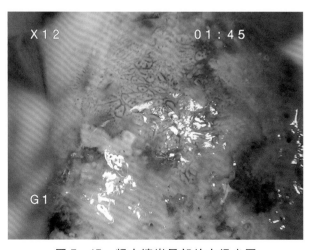

图 7 - 17　粗大镶嵌局部放大绿光图

（三）点状血管

病例1 患者，45 岁，G2P1。TCT：阴性。HPV - 52 阳性。病检结果：CIN Ⅱ。免疫组化结果：p16（＋），Ki - 67（50％）（图 7 - 18、图 7 - 19）。

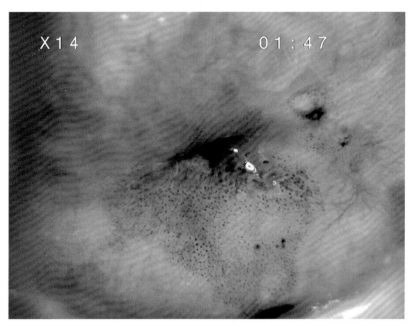

图 7 - 18　涂 5％醋酸溶液后白光图

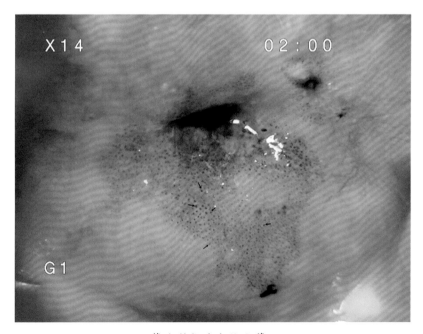

箭头所指为点状血管。

图 7 - 19　涂 5％醋酸溶液后绿光图

病例 2　患者，34 岁，G2P1。TCT：ASC－US。HPV－16 阳性。病检结果：
CIN Ⅱ。免疫组化结果：p16(＋)，Ki－67(＋60％)(图 7－20、图 7－21)。

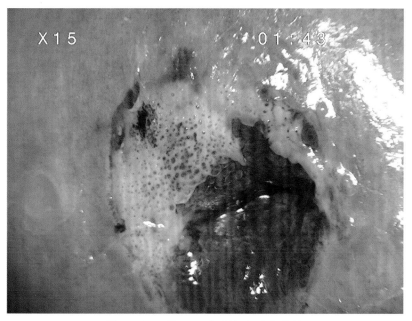

图 7－20　涂 5％醋酸溶液后白光图

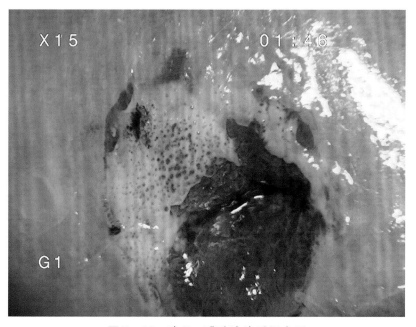

图 7－21　涂 5％醋酸溶液后绿光图

病例3 患者，35岁，G3P2。TCT：HSIL。HPV-16、HPV-18阳性。病检结果：CIN Ⅱ～CIN Ⅲ（图7-22、图7-23）。

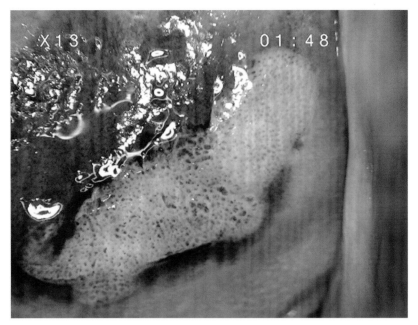

图7-22 涂5%醋酸溶液后，点状血管局部放大白光图

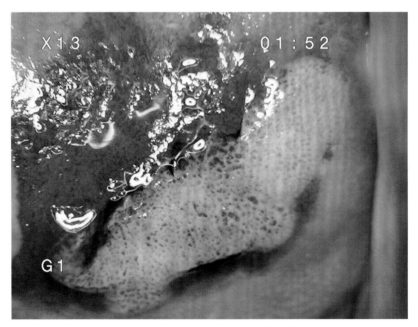

图7-23 涂5%醋酸溶液后，点状血管局部放大绿光图

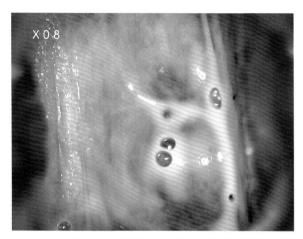

图 7-24 原始图,可见泡沫样白带

病例 4 患者,58 岁,G3P3,绝经 8 年。TCT:阴性。HPV-35 阳性。滴虫性阴道炎,炎症也会出现类似点状血管的表现,但应与点状血管相区别(图 7-24~图7-26)。

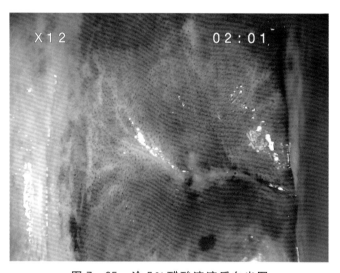

图 7-25 涂 5% 醋酸溶液后白光图

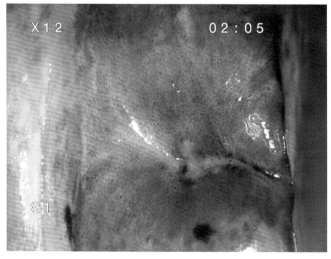

图 7-26 涂 5% 醋酸溶液后绿光图

（四）腺体白环

病例 1 患者，50 岁，G2P2。TCT：阴性。HPV-16、HPV-HR 阳性。病检结果：CIN Ⅲ 累及腺体（图 7-27、图 7-28）。

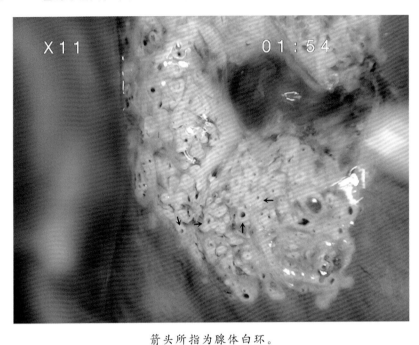

箭头所指为腺体白环。

图 7-27 涂 5% 醋酸溶液后，腺体白环局部放大白光图

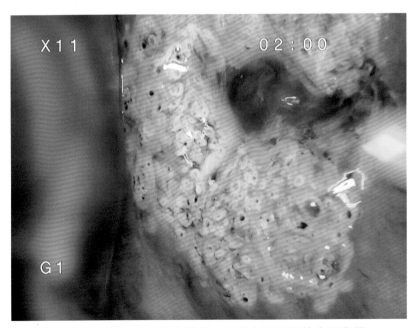

图 7-28 涂 5% 醋酸溶液后，腺体白环局部放大绿光图

病例2　患者，43岁，G5P1。TCT：HSIL。HPV-16、HPV-HR阳性。病检结果：CINⅢ累及腺体（图7-29～图7-32）。

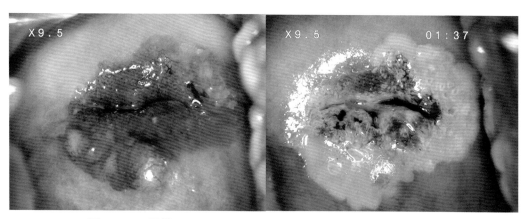

图7-29　原始图　　　　　　　　图7-30　涂5%醋酸溶液后图

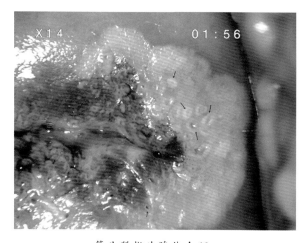

箭头所指为腺体白环。

图7-31　腺体白环局部放大白光图

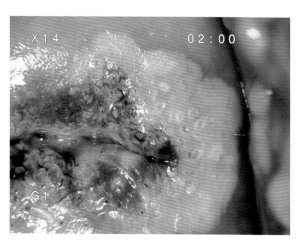

图7-32　腺体白环局部放大绿光图

病例3 患者，41岁，G2P2。TCT：HSIL。HPV-16阳性。病检结果：高级别上皮内瘤变累及腺体(图7-33～图7-36)。

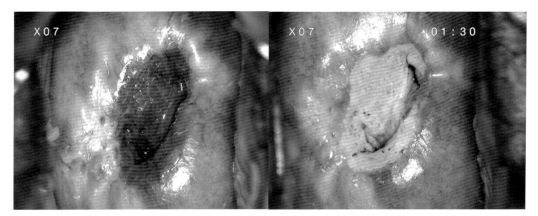

图7-33 原始图　　　　　　　图7-34 涂5%醋酸溶液后图

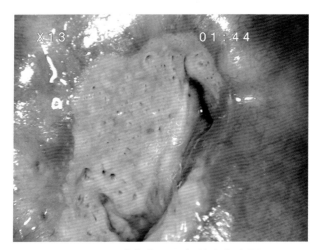

图7-35 腺体白环局部放大白光图

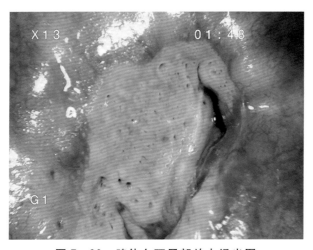

图7-36 腺体白环局部放大绿光图

（五）异型血管

病例 1　患者，59 岁，G4P2，绝经 9 年。TCT：ASC - H。HPV - 16、HPV - HR 阳性。病检结果：鳞状细胞癌（图 7 - 37～图 7 - 40）。

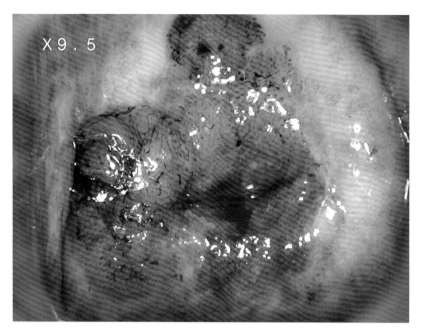

图 7 - 37　原始白光图

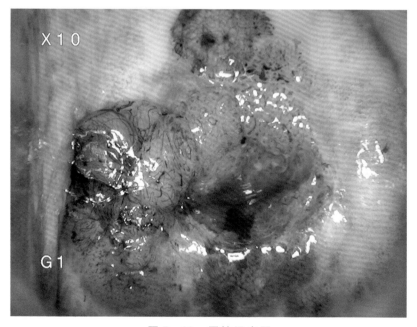

图 7 - 38　原始绿光图

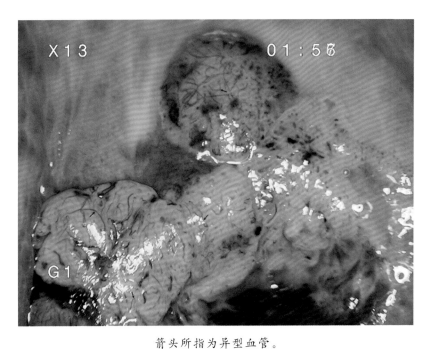

箭头所指为异型血管。

图 7-39 涂 5% 醋酸溶液后，异型血管局部放大绿光图

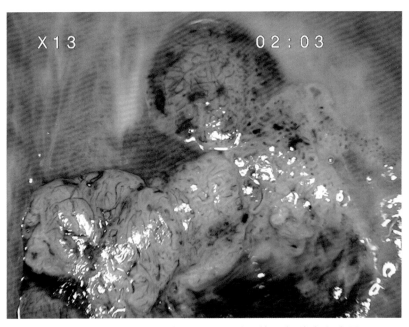

图 7-40 涂 5% 醋酸溶液后，异型血管局部放大白光图

病例 2 患者，69 岁，G3P3。TCT、HPV 均未查。病检结果：鳞状细胞癌（图 7-41、图 7-42）。

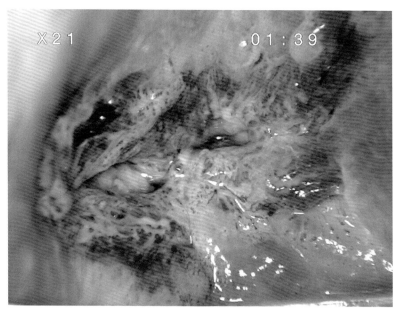

图 7-41 涂 5% 醋酸溶液后，异型血管局部放大白光图

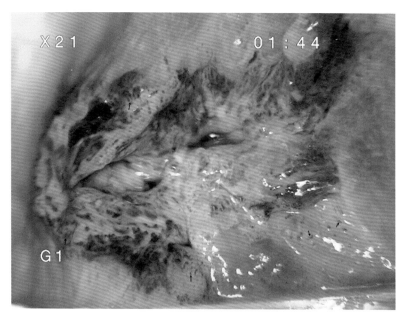

箭头所指为异型血管。

图 7-42 涂 5% 醋酸溶液后，异型血管局部放大绿光图

二、子宫颈低级别上皮内瘤变

病例1 患者，35岁，G3P2。TCT：LSIL。HPV-16、HPV-HR阳性。阴道镜所见：原始鳞状上皮、醋酸白色上皮、化生鳞状上皮、柱状上皮葡萄样改变、腺体开口、细小镶嵌。病检结果：CIN Ⅰ（图7-43～图7-46）。

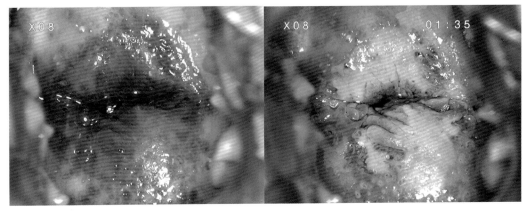

图7-43 原始图 　　　　　　　图7-44 涂5%醋酸溶液后图

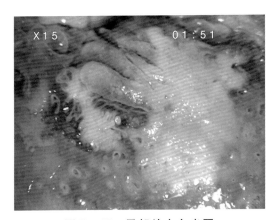

图7-45 局部放大白光图

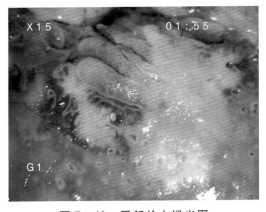

图7-46 局部放大绿光图

病例 2　患者，24 岁，G0P0。TCT：ASC－US。HPV－40 阳性。阴道镜所见：原始鳞状上皮、醋酸白色上皮、化生鳞状上皮、腺体开口、细小镶嵌。病检结果：CIN Ⅰ（图 7－47～图 7－50）。

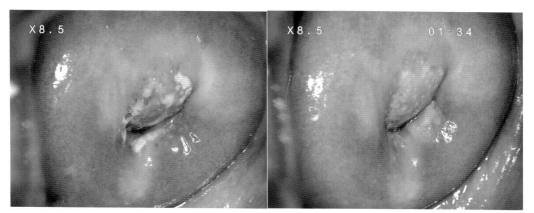

图 7－47　原始图　　　　　　　　图 7－48　涂 5％醋酸溶液后图

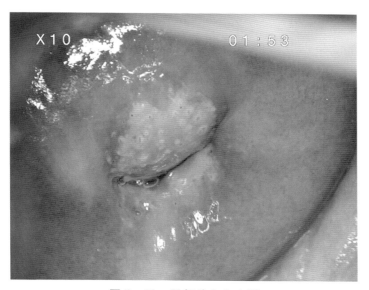

图 7－49　局部放大白光图

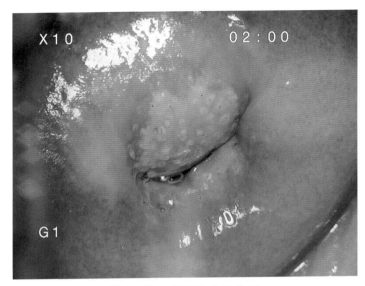

图 7-50 局部放大绿光图

病例 3　患者，34 岁，G3P2。TCT：阴性。HPV-HR 阳性。阴道镜所见：原始鳞状上皮、醋酸白色上皮、化生鳞状上皮、柱状上皮葡萄样改变、腺体开口、细小镶嵌。病检结果：CIN Ⅰ（图 7-51～图 7-54）。

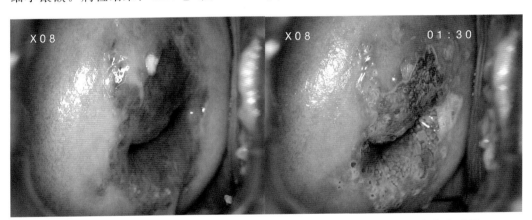

图 7-51　原始图　　　　　　图 7-52　涂 5% 醋酸溶液后图

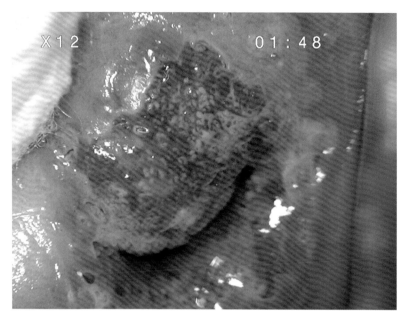

图 7-53 局部放大白光图

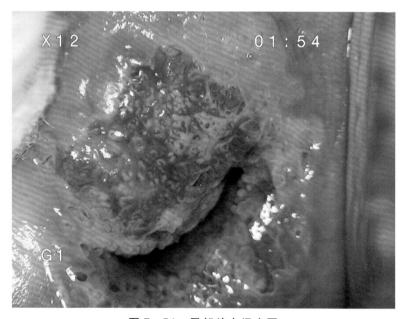

图 7-54 局部放大绿光图

病例4 患者，47岁，G5P1。TCT：阴性。HPV-33阳性。阴道镜所见：原始鳞状上皮、醋酸白色上皮、柱状上皮葡萄样改变、腺体开口、细小镶嵌、点状血管。病检结果：CIN Ⅰ（图7-55～图7-58）。

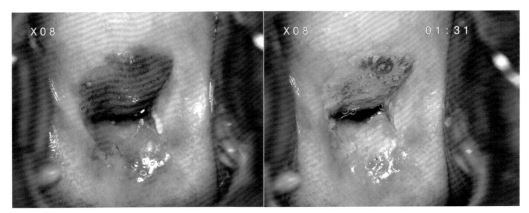

图7-55 原始图　　　　　　　图7-56 涂5%醋酸溶液后图

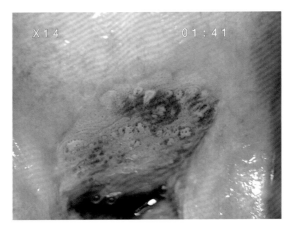

图7-57 局部放大白光图

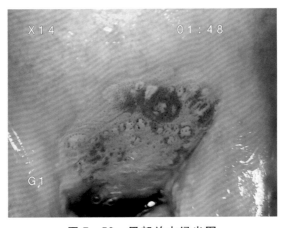

图7-58 局部放大绿光图

三、子宫颈高级别上皮内瘤变

病例 1 患者，34 岁，G1P1。TCT：阴性。HPV - 16 阳性。阴道镜所见：原始鳞状上皮、醋酸白色上皮、柱状上皮葡萄样改变、腺体开口、镶嵌、点状血管。病检结果：CIN Ⅱ。免疫组化结果：p16（＋），Ki - 67（＋60％）（图 7 - 59～图 7 - 62）。

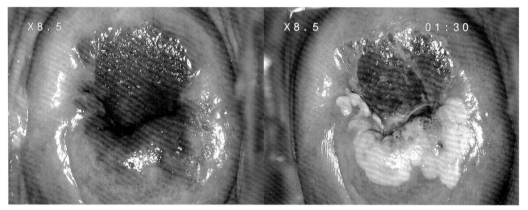

图 7 - 59　原始图　　　　　　　图 7 - 60　涂 5％醋酸溶液后图

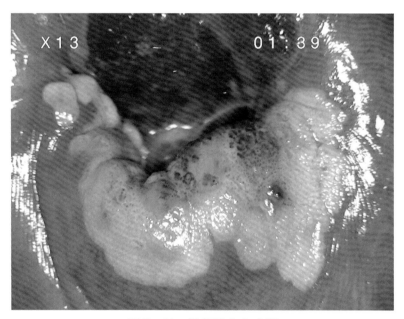

图 7 - 61　局部放大白光图

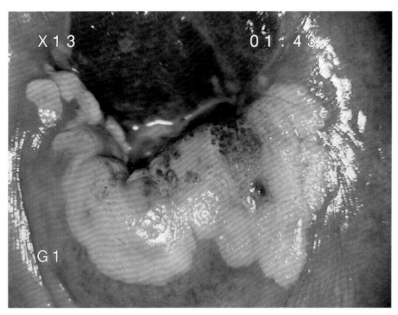

图 7-62　局部放大绿光图

病例 2　患者，33 岁，G1P1。TCT：ASC‐US。HPV‐HR 阳性。阴道镜所见：原始鳞状上皮、醋酸白色上皮、腺体开口、镶嵌。病检结果：宫颈 4 点 CIN Ⅰ，可见挖空细胞，宫颈 9 点 CIN Ⅱ。免疫组化结果：p16（＋），Ki‐67（约 70％）（图 7‐63、图 7‐64）。

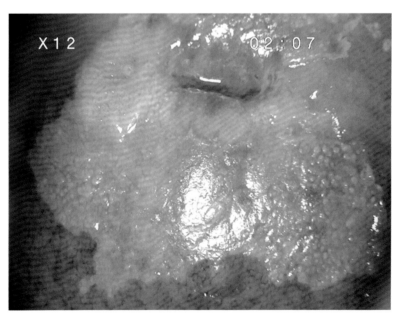

图 7-63　涂 5％醋酸溶液后局部放大白光图

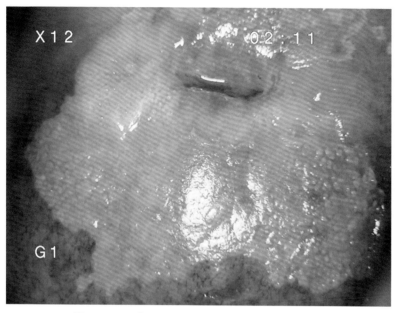

图 7 – 64　涂 5%醋酸溶液后局部放大绿光图

病例 3　患者，24 岁，G0P0。TCT：ASC – US。HPV – 16、HPV – HR 阳性。阴道镜所见：原始鳞状上皮、醋酸白色上皮、化生鳞状上皮、柱状上皮葡萄样改变、腺体开口、镶嵌。病检结果：CIN Ⅱ。免疫组化结果：p16（＋），Ki – 67（＋70%）（图 7 – 65～图 7 – 68）。

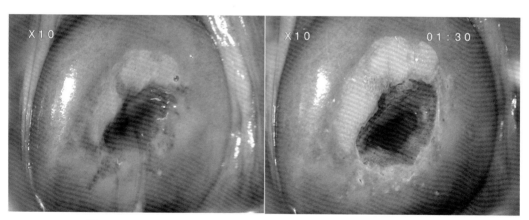

图 7 – 65　原始图　　　　　　　　　图 7 – 66　涂 5%醋酸溶液后图

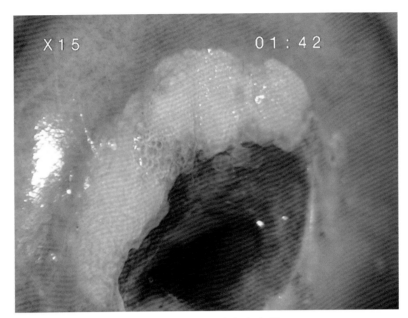

图 7 - 67　局部放大白光图

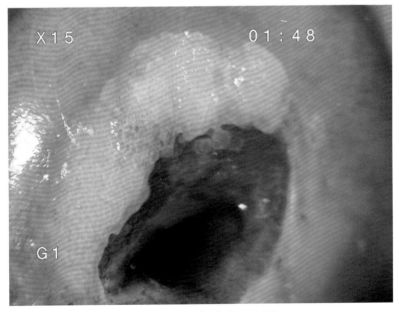

图 7 - 68　局部放大绿光图

　　病例4　患者，38岁，GP21。TCT：ASC－US。HPV－33阳性。阴道镜所见：原始鳞状上皮、醋酸白色上皮、纳氏囊肿、粗大镶嵌、点状血管、腺体白环。病检结果：CIN Ⅱ。免疫组化结果：p16(＋)，Ki－67(＋70％)(图7－69、图7－70)。

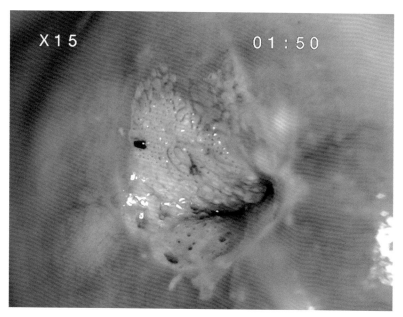

图7－69　涂5％醋酸溶液后局部放大白光图

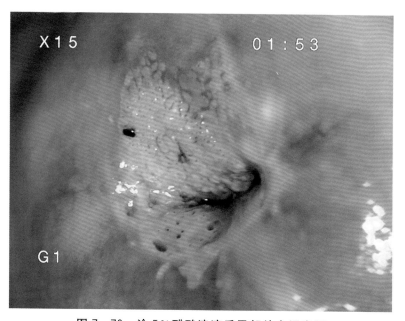

图7－70　涂5％醋酸溶液后局部放大绿光图

病例 5　患者，50 岁，G3P2。TCT：阴性。HPV - HR 阳性。阴道镜所见：原始鳞状上皮、醋酸白色上皮、柱状上皮葡萄样改变、镶嵌、腺体白环。病检结果：CIN Ⅱ。免疫组化结果：p16(＋)，Ki - 67(＋60％)(图 7 - 71～图 7 - 74)。

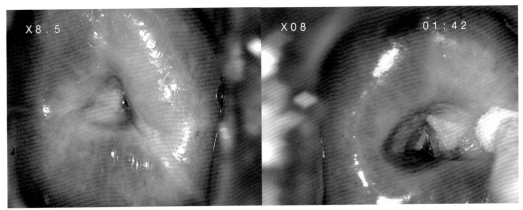

图 7 - 71　原始图　　　　　　　图 7 - 72　涂 5％醋酸溶液后图

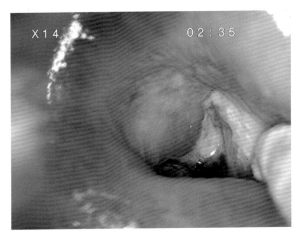

图 7 - 73　局部放大白光图

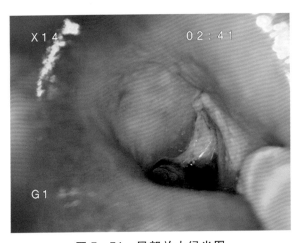

图 7 - 74　局部放大绿光图

病例6　患者，39岁，G1P1。TCT：ASC-H。HPV-HR阳性。阴道镜所见：原始鳞状上皮、醋酸白色上皮、化生鳞状上皮、柱状上皮葡萄样改变、腺体白环、镶嵌、点状血管。病检结果：CIN Ⅱ。免疫组化结果：p16（＋），Ki-67（＋60%～70%）（图7-75、图7-76）。

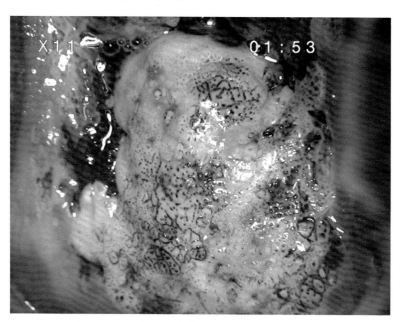

图7-75　涂5%醋酸溶液后局部放大白光图

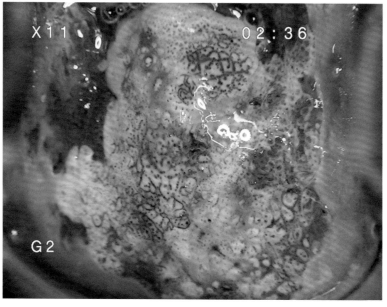

图7-76　涂5%醋酸溶液后局部放大绿光图

病例7 患者，34岁，G2P2。TCT：阴性。HPV-16、HPV-HR阳性。阴道镜所见：原始鳞状上皮、醋酸白色上皮、化生鳞状上皮、柱状上皮葡萄样改变、腺体开口、点状血管。病检结果：CINⅡ～CINⅢ（图7-77～图7-80）。

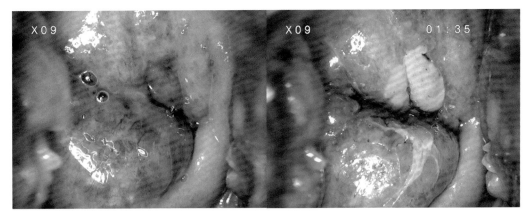

图7-77 原始图　　　　　　　　　图7-78 涂5%醋酸溶液后图

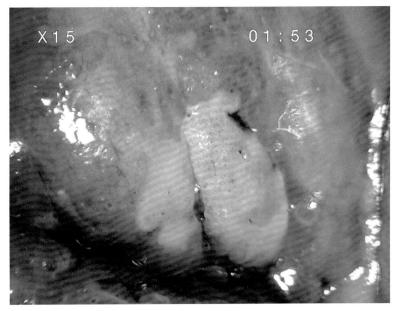

图7-79 局部放大白光图

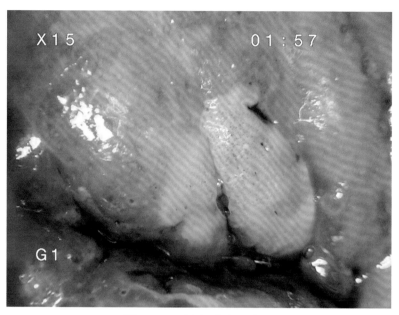

图 7 - 80 局部放大绿光图

病例 8 患者，30 岁，G1P1。TCT：ASC - US。HPV：阳性。阴道镜所见：原始鳞状上皮、醋酸白色上皮、化生鳞状上皮、柱状上皮葡萄样改变、点状血管、腺体白环、疣状突起。病检结果：CIN Ⅱ～CIN Ⅲ（图 7 - 81～图 7 - 83）。

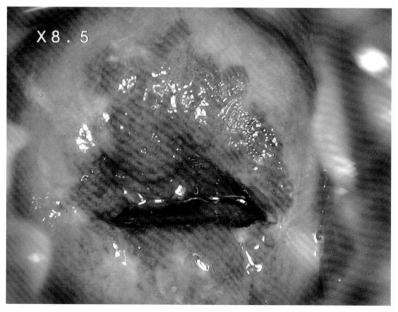

图 7 - 81 原始图

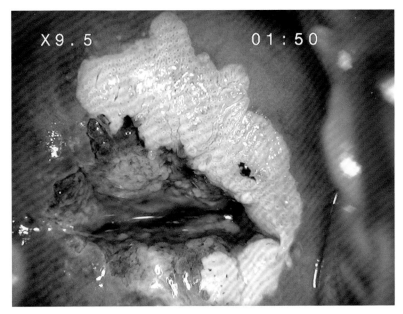

图 7-82　涂 5% 醋酸溶液后局部放大白光图

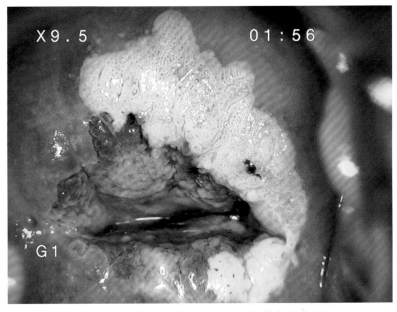

图 7-83　涂 5% 醋酸溶液后局部放大绿光图

病例9 患者，34岁，G1P1。TCT：阴性。HPV-16、HPV-HR阳性。阴道镜所见：原始鳞状上皮、醋酸白色上皮、柱状上皮葡萄样改变、腺体白环、镶嵌。病检结果：CIN Ⅱ～CIN Ⅲ（图7-84～图7-87）。

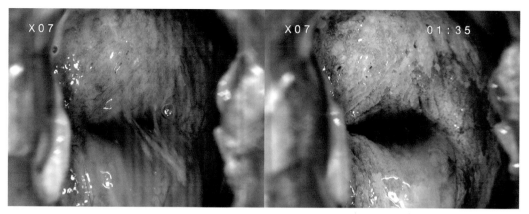

图7-84 原始图　　　　　　　　图7-85 涂5%醋酸溶液后图

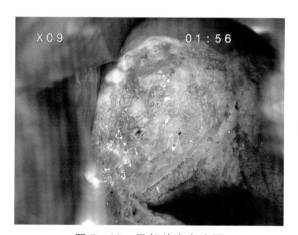

图7-86 局部放大白光图

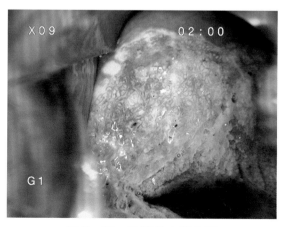

图7-87 局部放大绿光图

病例 10 患者，37 岁，G4P2。TCT：ASC - US。HPV - 16 阳性。阴道镜所见：原始鳞状上皮、醋酸白色上皮、化生鳞状上皮、腺体白环。于图 7 - 89 圈内取活检，病检结果：CIN Ⅲ 累及腺体(图 7 - 88、图 7 - 89)。

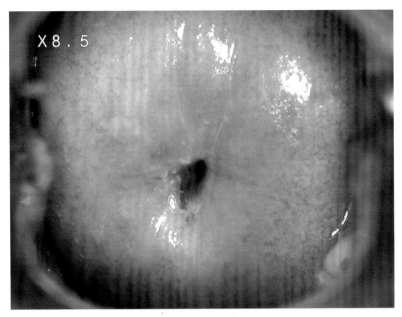

图 7 - 88　原始图

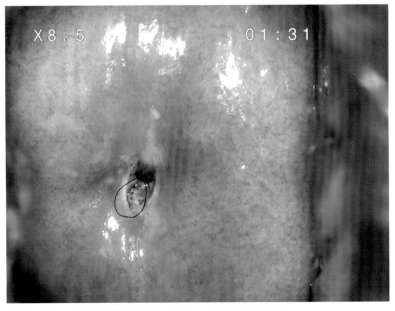

图 7 - 89　涂 5% 醋酸溶液后图

病例 11 患者，35 岁，G3P1。TCT：ASC - H。HPV - 16、HPV - HR 阳性。阴道镜所见：原始鳞状上皮、醋酸白色上皮、腺体白环、镶嵌、点状血管。病检结果：CIN Ⅲ累及腺体（图 7 - 90～图 7 - 93）。

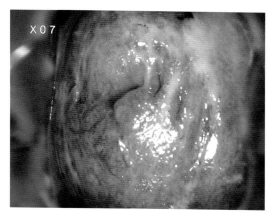

图 7 - 90 原始图

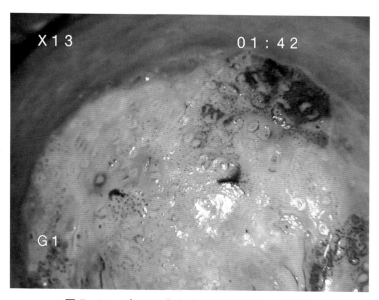

图 7 - 91 涂 5% 醋酸溶液后局部放大绿光图

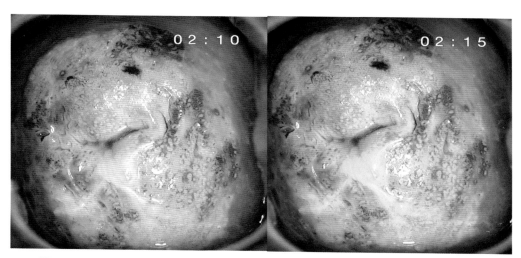

图 7 - 92 涂 5% 醋酸溶液后白光图　　　图 7 - 93 涂 5% 醋酸溶液后绿光图

病例 12　患者，49 岁，G5P2。TCT：HSIL。HPV-16 阳性。阴道镜所见：原始鳞状上皮、醋酸白色上皮、镶嵌、异型血管。病检结果：CIN Ⅲ（图 7-94～图 7-96）。

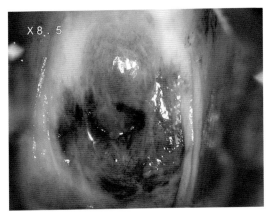

图 7-94　原始图

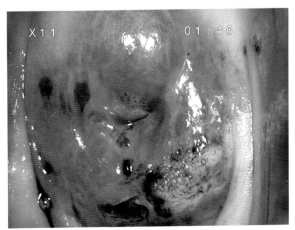

图 7-95　涂 5% 醋酸溶液后图

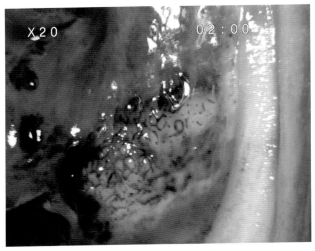

图 7-96　局部放大白光图

病例 13 患者，34 岁，G3P1。TCT：ASC - US。HPV - 16 阳性。阴道镜所见：原始鳞状上皮、醋酸白色上皮、腺体白环、镶嵌、点状血管。病检结果：CIN Ⅲ（图 7 - 97～图 7 - 100）。

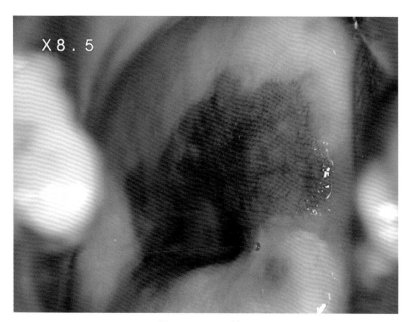

图 7 - 97　原始图

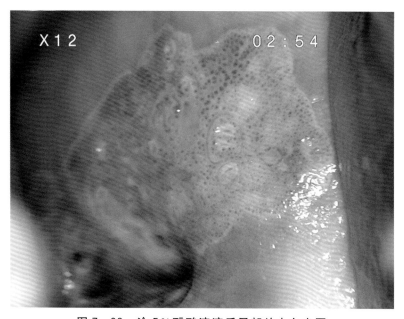

图 7 - 98　涂 5%醋酸溶液后局部放大白光图

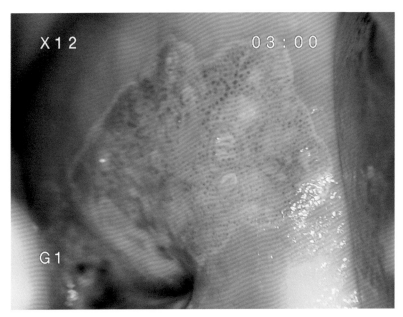

图 7－99　涂 5％醋酸溶液后局部放大绿光图

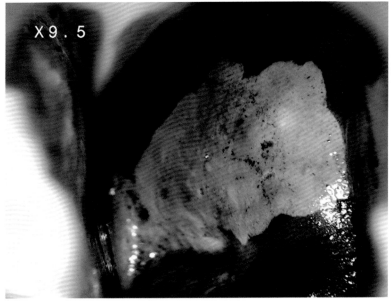

图 7－100　涂卢戈氏碘溶液后图

病例 14 患者，58 岁，G2P1，绝经 8 年。TCT：ASC - US。HPV - 16、HPV - 18 阳性。阴道镜所见：原始鳞状上皮、醋酸白色上皮、腺体白环、镶嵌。病检结果：CIN Ⅲ 累及腺体(图 7 - 101～图 7 - 104)。

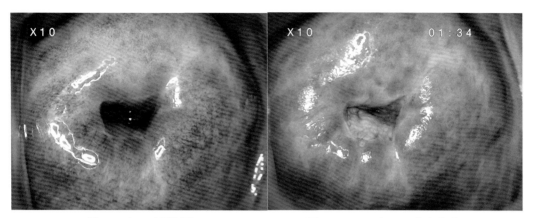

图 7 - 101 原始图 图 7 - 102 涂 5% 醋酸溶液后图

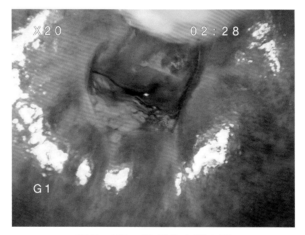

图 7 - 103 局部放大绿光图

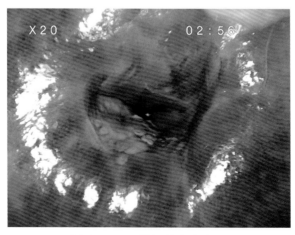

图 7 - 104 局部放大白光图

病例 15 患者，31 岁，G2P1。TCT：ASC - US。HPV - 16 阳性。阴道镜所见：原始鳞状上皮、醋酸白色上皮、腺体白环、镶嵌、点状血管、疣状突起。病检结果：高级别上皮内瘤变（图 7 - 105、图 7 - 106）。

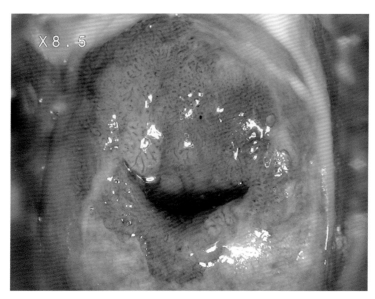

图 7 - 105　原始图

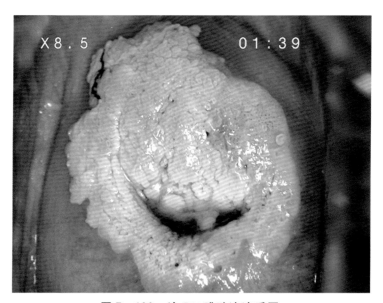

图 7 - 106　涂 5% 醋酸溶液后图

病例 16　患者，42 岁，G3P1。TCT：阴性。HPV-33 阳性。阴道镜所见：原始鳞状上皮、醋酸白色上皮、镶嵌、腺体白环、异型血管。病检结果：高级别上皮内瘤变（图 7-107～图 7-110）。

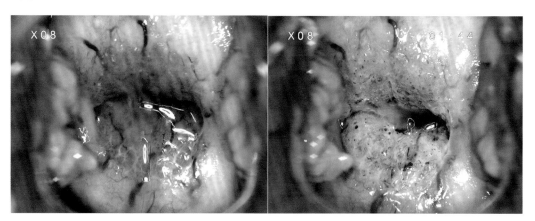

图 7-107　原始图　　　　　　图 7-108　涂 5%醋酸溶液后图

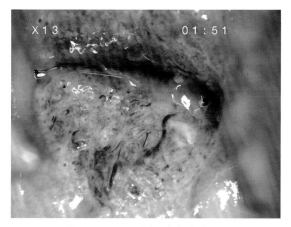

图 7-109　局部放大白光图

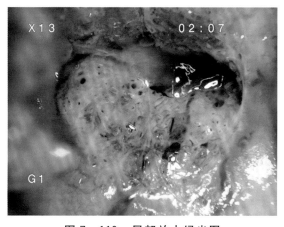

图 7-110　局部放大绿光图

病例 17 患者，28 岁，G0P0。TCT：阴性。HPV - 16、HPV - 18、HPV - HR 阳性。阴道镜所见：原始鳞状上皮、醋酸白色上皮、柱状上皮葡萄样改变、腺体白环、点状血管、镶嵌。病检结果：高级别上皮内瘤变(图 7 - 111～图 7 - 114)。

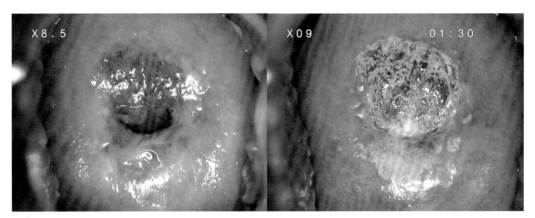

| 图 7 - 111　原始图 | 图 7 - 112　涂 5% 醋酸溶液后图 |

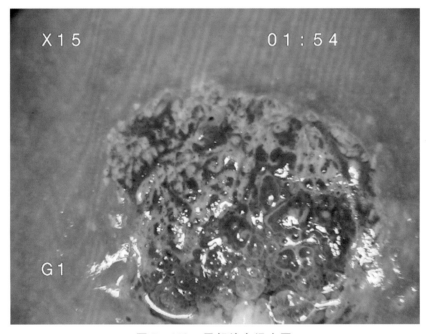

图 7 - 113　局部放大绿光图

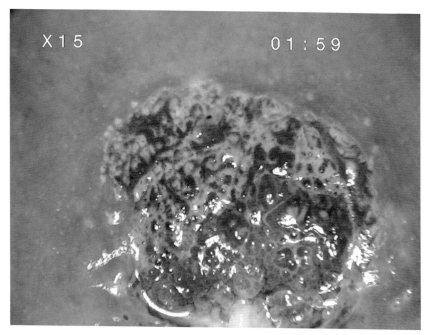

图 7-114　局部放大白光图

　　病例 18　患者，66 岁，G2P1，绝经 13 年。TCT：LSIL。HPV - HR 阳性。阴道镜所见：原始鳞状上皮、醋酸白色上皮、腺体白环。病检结果：高级别上皮内瘤变累及腺体(图 7-115～图 7-118)。

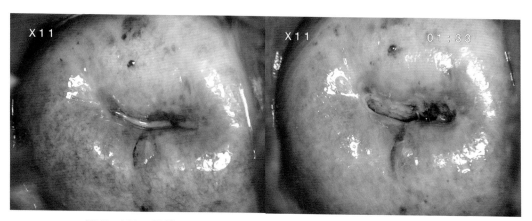

图 7-115　原始图　　　　　　　图 7-116　涂 5% 醋酸溶液后图

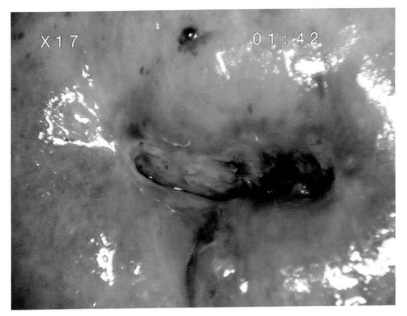

图 7-117　局部放大白光图

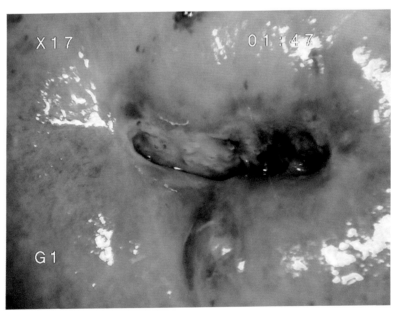

图 7-118　局部放大绿光图

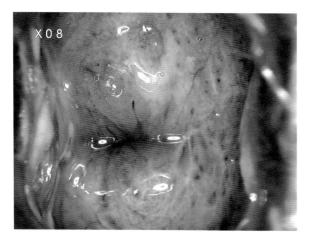

图 7－119　原始图

病例 19　　患者，29 岁，G0P0。TCT：ASC － US。HPV － 16 阳性。阴道镜所见：原始鳞状上皮、醋酸白色上皮、腺体白环、镶嵌。病检结果：CIN Ⅲ累及腺体(图 7－119～图 7－121)。

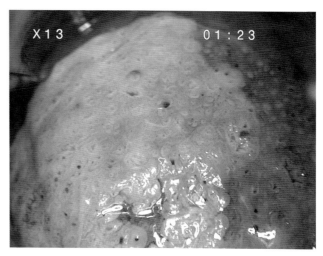

图 7－120　涂 5% 醋酸溶液后局部放大白光图

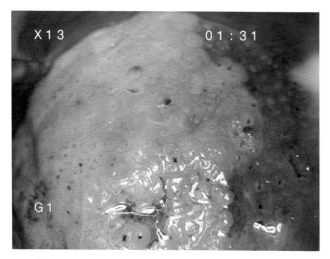

图 7－121　涂 5% 醋酸溶液后局部放大绿光图

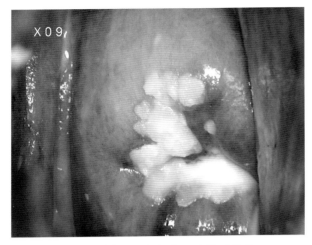

未涂 5％醋酸溶液前阴道镜下所见。

图 7－122　原始图

四、白斑

病例 1　患者，67 岁，G5P4，绝经 18 年。TCT：LISL。HPV－16、HPV－18 阳性。阴道镜所见：原始鳞状上皮、厚的醋酸白色上皮、点状血管。病检结果：CIN Ⅱ。免疫组化结果：p16（＋），Ki－67（＋70％）（图 7－122～图 7－124）。

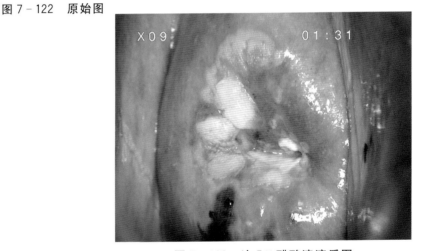

图 7－123　涂 5％醋酸溶液后图

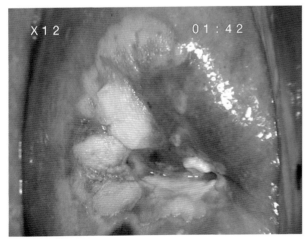

图 7－124　局部放大白光图

病例 2　患者，47 岁，G4P2。TCT：HISL。HPV - HR 阳性。阴道镜所见：原始鳞状上皮、醋酸白色上皮、腺体白环、镶嵌、点状血管。病检结果：CIN Ⅱ～CIN Ⅲ累及腺体(图 7 - 125、图 7 - 126)。

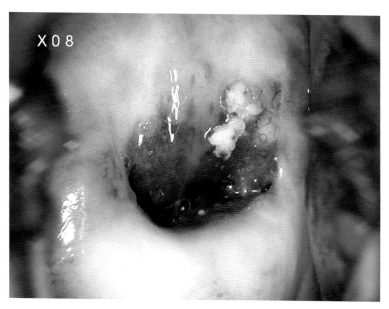

未涂 5％醋酸溶液前阴道镜下所见。

图 7 - 125　原始图

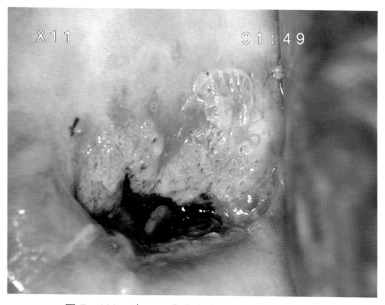

图 7 - 126　涂 5％醋酸溶液后局部放大白光图

病例 3 患者，32 岁，G2P1。TCT：HSIL。HPV – HR 阳性。阴道镜所见：原始鳞状上皮、厚的醋酸白色上皮突出于宫颈表面、呈斑块状。病检结果：高级别上皮内瘤变(图 7 – 127～图 7 – 130)。

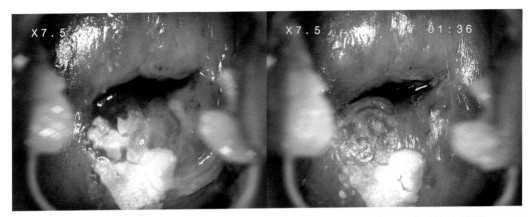

未涂 5% 醋酸溶液前阴道镜下所见。

图 7 – 127　原始图

图 7 – 128　涂 5% 醋酸溶液后图

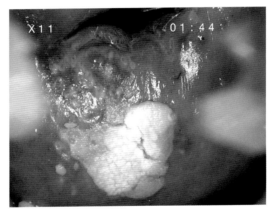

图 7 – 129　局部放大白光图

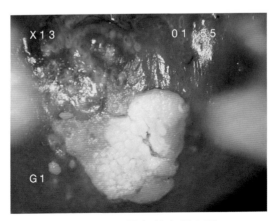

图 7 – 130　局部放大绿光图

五、有病变的宫颈赘生物

病例1 患者，49岁，G3P2。TCT：阴性。HPV-16阳性。阴道镜所见：原始鳞状上皮、醋酸白色上皮、镶嵌、腺体白环、点状血管、宫颈赘生物表面可见细小镶嵌。病检结果：宫颈赘生物CINⅠ，宫颈1点CINⅡ（图7-131~图7-134）。

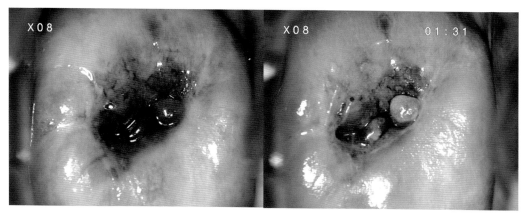

图7-131 原始图，可见宫颈赘生物　　　图7-132 涂5%醋酸溶液后图

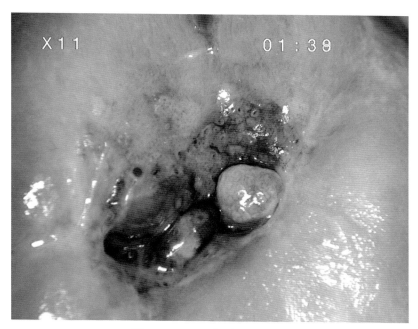

图7-133 局部放大白光图

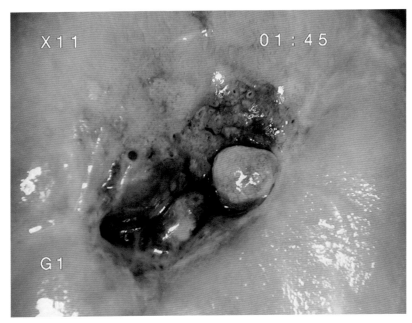

图 7 - 134　局部放大绿光图

　　病例 2　患者，32 岁，G3P1。TCT、HPV 均为阴性。阴道镜所见：宫颈原始鳞状上皮、薄的醋酸白色上皮、化生鳞状上皮、腺体开口。宫颈赘生物表面可见：醋酸白色上皮、镶嵌。病检结果：宫颈赘生物 CIN Ⅱ累及腺体（图 7 - 135、图 7 - 136）。

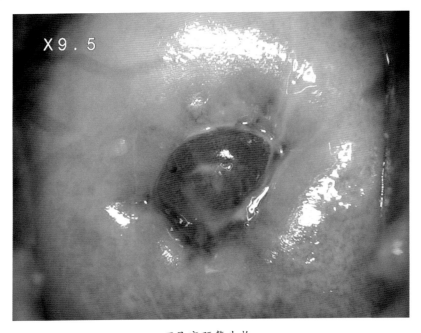

可见宫颈赘生物。

图 7 - 135　原始图

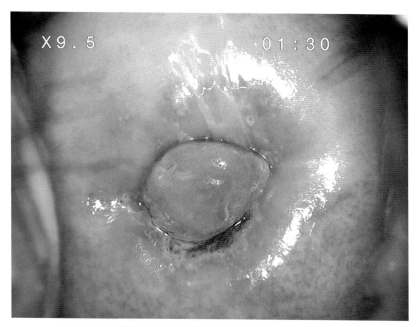

图 7 - 136　涂 5% 醋酸溶液后图

第八章

子宫颈鳞状细胞癌

病例 1 患者，55 岁，G4P2，绝经 5 年，阴道出血 1 周。TCT：ASC - US。HPV - 16、HPV - HR 阳性。阴道镜下可疑鳞癌。病检结果：鳞状细胞癌（图 8 - 1～图 8 - 3）。

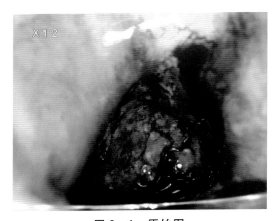

图 8 - 1　原始图

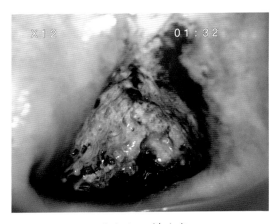

可见火山口样改变。

图 8 - 2　涂 5% 醋酸溶液后白光图

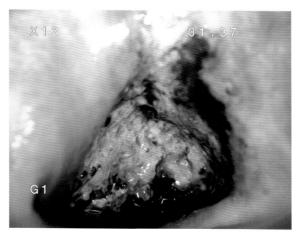

图 8-3　涂 5% 醋酸溶液后绿光图

病例 2　患者，78 岁，G6P3，绝经 28 年，阴道出血 3 月余。TCT、HPV 均未查。阴道镜下可疑鳞癌。病检结果：鳞状细胞癌（图 8-4～图 8-7）。

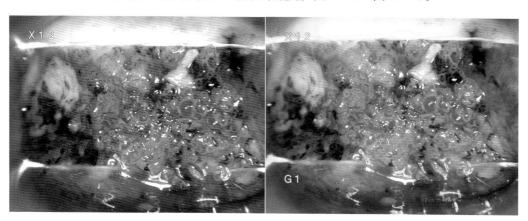

| 图 8-4　原始白光图 | 图 8-5　原始绿光图 |

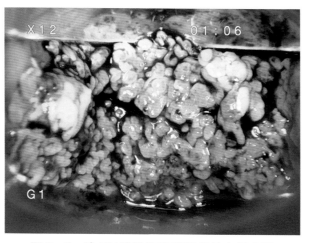

图 8-6　涂 5% 醋酸溶液后局部放大绿光图

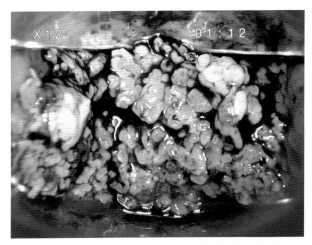

图 8-7 涂 5% 醋酸溶液后局部放大白光图

病例 3 患者，74 岁，G5P3，绝经 26 年，阴道排液 21 天。TCT、HPV 均未查。阴道镜下可疑鳞癌。病检结果：鳞状细胞癌（图 8-8～图 8-11）。

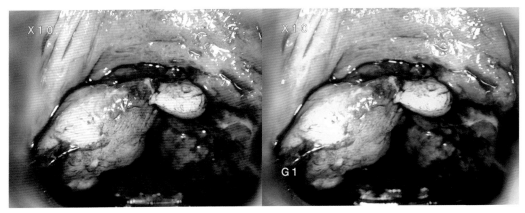

图 8-8 原始白光图　　　　　　　图 8-9 原始绿光图

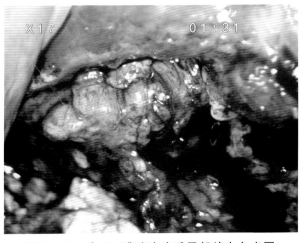

图 8-10 涂 5% 醋酸溶液后局部放大白光图

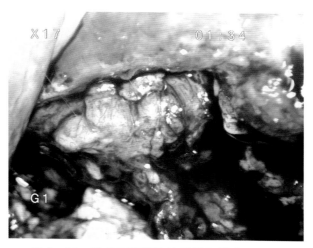

图 8-11 涂 5% 醋酸溶液后局部放大绿光图

病例 4 患者，62 岁，G4P2，绝经 12 年。TCT：HSIL。HPV-16、HPV-HR 阳性。阴道镜下可疑鳞癌。病检结果：鳞状细胞癌（图 8-12~图 8-14）。

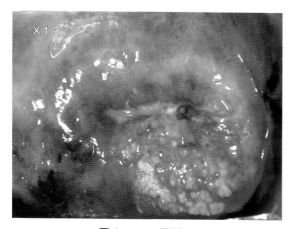

图 8-12 原始图

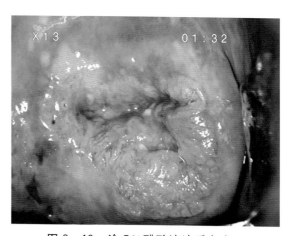

图 8-13 涂 5% 醋酸溶液后白光图

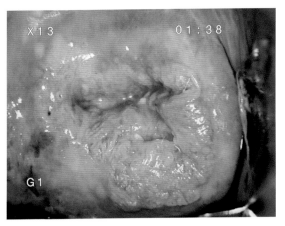

图 8 - 14　涂 5% 醋酸溶液后绿光图

病例 5　患者，40 岁，G3P1，偶有接触性出血。TCT：阴性。HPV - 16 阳性。病检结果：早期浸润鳞状细胞癌（图 8 - 15～图 8 - 18）。

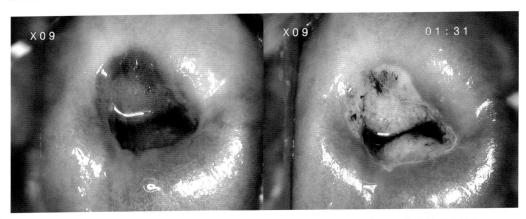

宫颈 12 点处可见熟肉样改变。

图 8 - 15　原始图

图 8 - 16　涂 5% 醋酸溶液后图

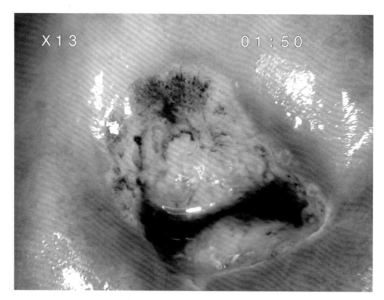

图 8 – 17　局部放大白光图

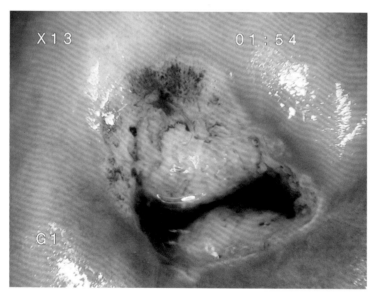

图 8 – 18　局部放大绿光图

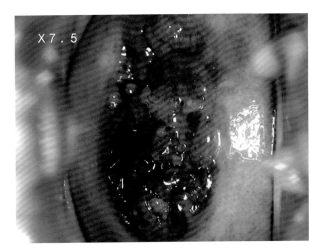

图 8-19 原始图

病例 6 患者，37 岁，G4P2。TCT：ASC-H。HPV-33 阳性。阴道镜下可疑鳞癌。病检结果：鳞状细胞癌（图 8-19～图 8-21）。

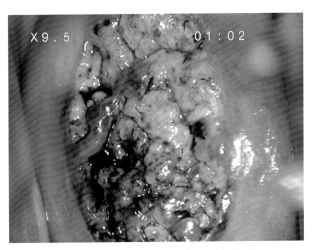

图 8-20 涂 5% 醋酸溶液后白光图

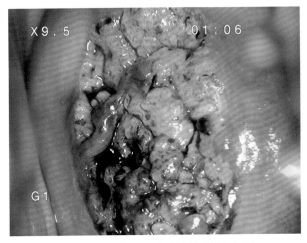

图 8-21 涂 5% 醋酸溶液后绿光图

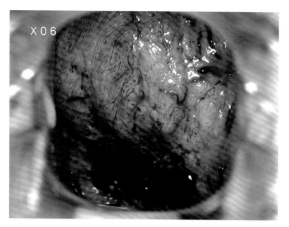

图 8-22　原始图

病例 7　患者，56 岁，G5P1，绝经 8 年，不规则阴道出血 5 个月。TCT、HPV 均未查。阴道镜下可疑鳞癌。病检结果：鳞状细胞癌（图 8-22～图 8-28）。

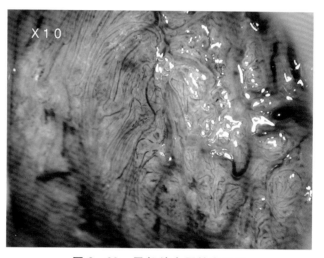

图 8-23　局部放大原始白光图

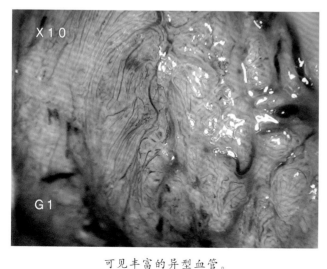

可见丰富的异型血管。

图 8-24　局部放大原始绿光图

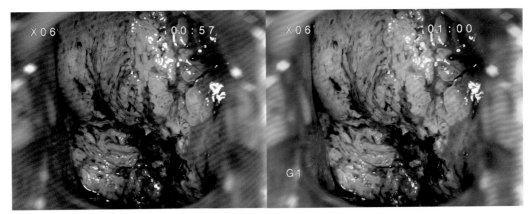

图 8-25 涂 5% 醋酸溶液后白光图　　　图 8-26 涂 5% 醋酸溶液后绿光图

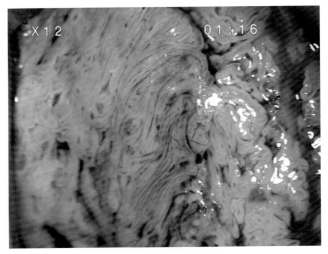

图 8-27 局部放大白光图

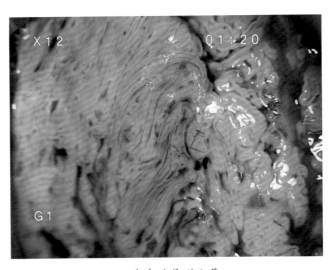

可见丰富的异型血管。

图 8-28 局部放大绿光图

病例 8 患者，52 岁，G2P1。TCT、HPV 均未查。阴道镜下可疑鳞癌。病检结果：低分化鳞状细胞癌（图 8 - 29～图 8 - 32）。

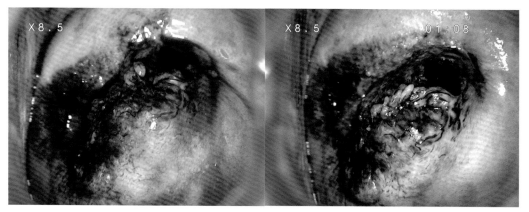

图 8 - 29 原始图　　　　　　　　图 8 - 30 涂 5％醋酸溶液后图

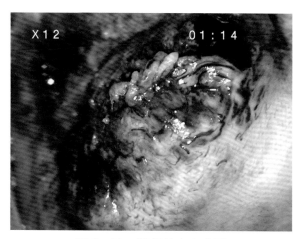

图 8 - 31 局部放大白光图

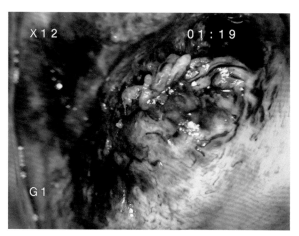

可见粗大的、卡子状的、逗点状的异型血管。

图 8 - 32 局部放大绿光图

病例9 患者，51岁，G4P1，偶有接触性出血。TCT：ASC-H。HPV-16阳性。阴道镜下宫颈表面未见明显异常，质地稍硬。宫颈管搔刮组织送病检，病检结果：低分化鳞状细胞癌（图8-33～图8-35）。

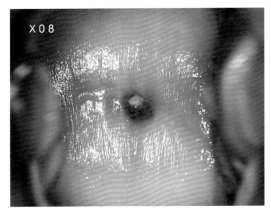

图8-33 原始图

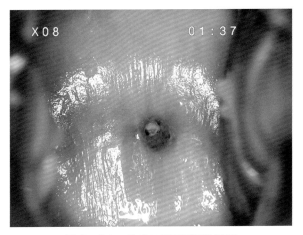

图8-34 涂5%醋酸溶液后图

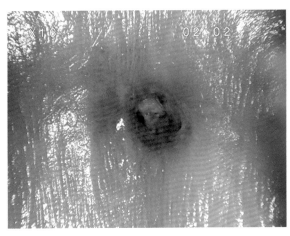

图8-35 局部放大白光图

病例 10　患者，36 岁，G3P1，接触性出血 1 月余。TCT：LSIL。HPV－16、HPV－HR 阳性。阴道镜所见：原始鳞状上皮、醋酸白色上皮、腺体白环、镶嵌、点状血管。病检结果：宫颈 9 点处鳞状细胞癌，12 点处 CIN Ⅱ(图 8－36～图 8－39)。

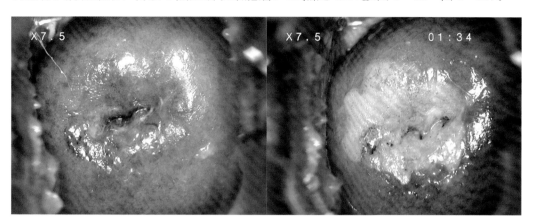

图 8－36　原始图　　　　　　　图 8－37　涂 5% 醋酸溶液后图

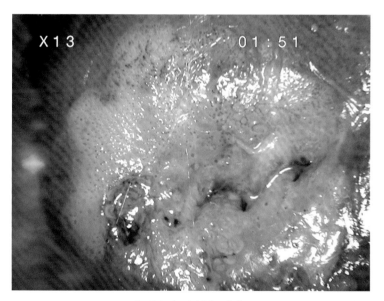

宫颈 9 点处疑似癌变。

图 8－38　局部放大白光图

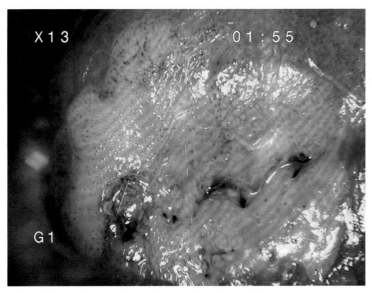

图 8-39　局部放大绿光图

病例 11　患者，46 岁，G1P1，阴道血性分泌物 6 个月，腹痛 2 周。TCT、HPV 均未查。阴道镜下可疑鳞癌。病检结果：鳞状细胞癌（图 8-40～图 8-44）。

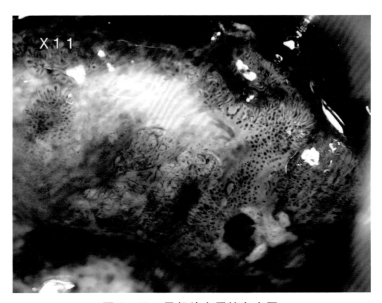

图 8-40　局部放大原始白光图

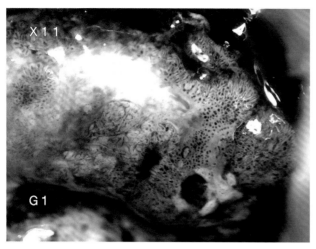

图 8 - 41　局部放大原始绿光图

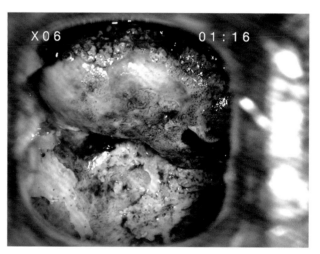

图 8 - 42　涂 5% 醋酸溶液后图

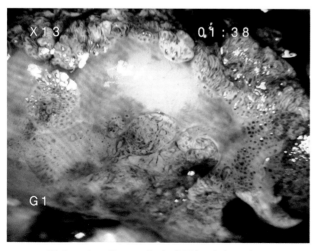

图 8 - 43　涂 5% 醋酸后局部放大绿光图

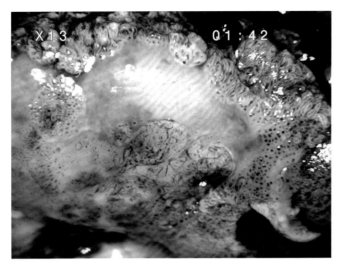

图 8－44　涂 5％醋酸后局部放大白光图

病例 12　患者，55 岁，G3P2，绝经 5 年，无症状。体检发现 TCT：ASC－US。HPV－18 阳性。阴道镜下可疑颈管内生型病变。宫颈管搔刮组织送检，病检结果：鳞状细胞癌（图 8－45～图 8－48）。

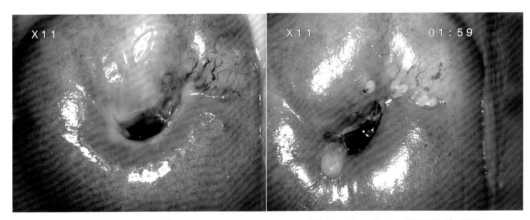

图 8－45　原始图　　　　　　　　图 8－46　涂 5％醋酸溶液后图

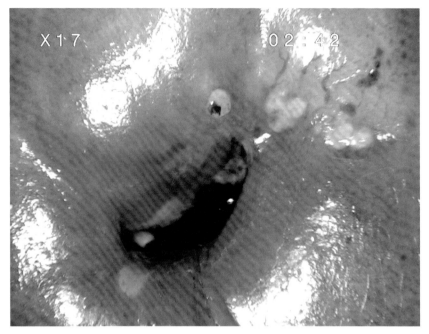

图 8 - 47　局部放大白光图

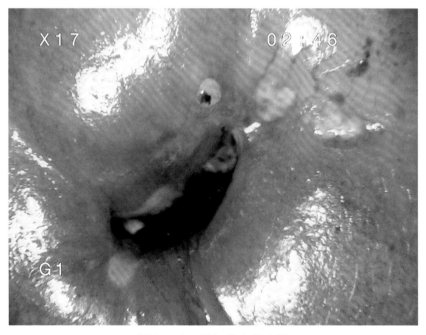

图 8 - 48　局部放大绿光图

病例 13 患者，45 岁，G4P2，阴道排液 3 周。TCT：HISL。HPV - 16、HPV - HR 阳性。阴道镜下可见：厚的醋酸白色上皮、镶嵌、点状血管。病检结果：乳头状高分化鳞状细胞癌（图 8 - 49～图 8 - 52）。

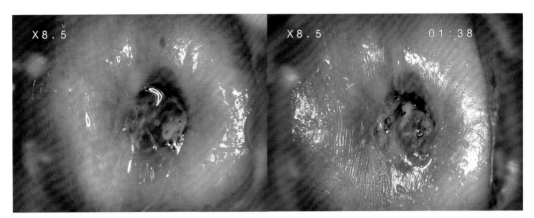

图 8 - 49　原始图　　　　　　　　　　图 8 - 50　涂 5％醋酸溶液后图

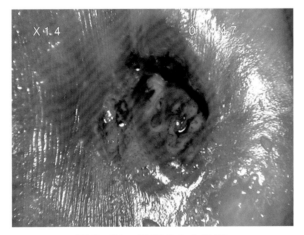

图 8 - 51　局部放大白光图

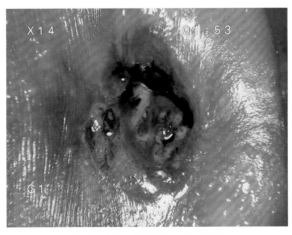

图 8 - 52　局部放大绿光图

病例 14 患者，45 岁，G4P2。TCT、HPV 均为阴性。阴道镜下可见蚕蚀样改变、可疑鳞癌。病检结果：鳞状细胞癌（图 8-53～图 8-56）。

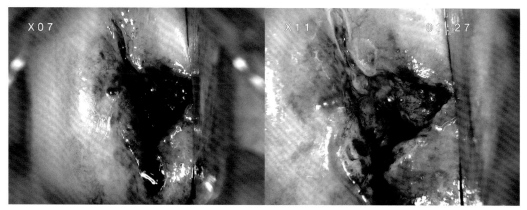

图 8-53 原始图　　　　　　　　　图 8-54 涂 5% 醋酸溶液后图

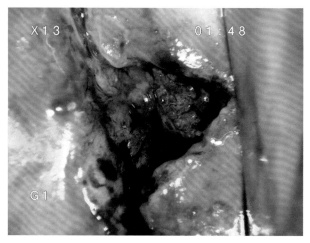

图 8-55 局部放大绿光图

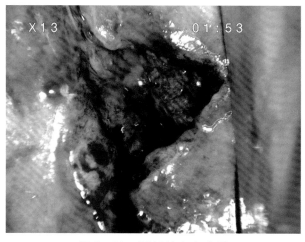

图 8-56 局部放大白光图

　　病例 15　患者，74 岁，G2P1，绝经 25 年，阴道不规则出血 3 月余。TCT、HPV 均未查。阴道镜下可疑鳞癌。病检结果：鳞状细胞癌Ⅱ级（图 8－57、图 8－58）。

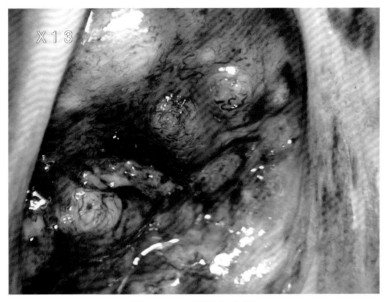

图 8－57　原始白光图

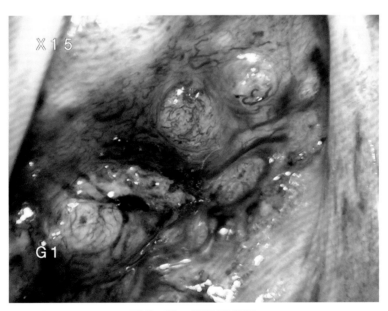

图 8－58　原始绿光图

病例 16　患者，51 岁，G3P1，接触性出血 5 个月。TCT、HPV 均未查。阴道镜所见：厚的醋酸白色上皮、点状、卡子样异型血管、质地较硬。病检结果：鳞状细胞癌（图 8-59～图 8-62）。

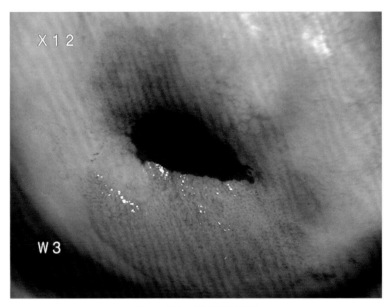

图 8-59　原始白光图

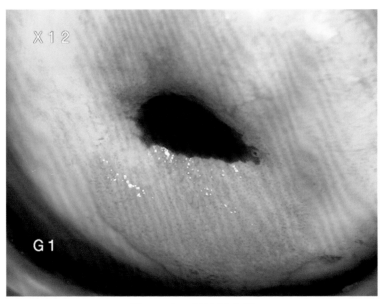

图 8-60　原始绿光图

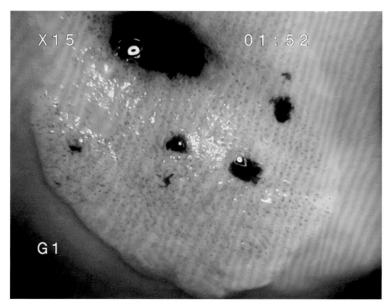

图 8-61　涂 5% 醋酸溶液后局部放大绿光图

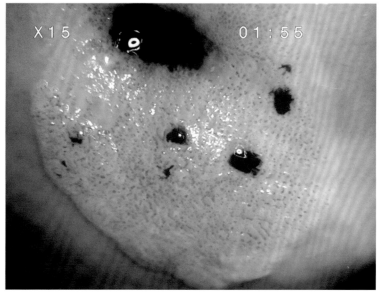

图 8-62　涂 5% 醋酸溶液后局部放大白光图

　　病例 17　患者，44 岁，G4P1，无症状。TCT：阴性。HPV - HR 阳性。阴道镜下见：宫颈前唇 0.3 cm×0.5 cm 的上皮缺损，边界光滑整齐。缺损处可见：醋酸白色上皮、异型血管、可疑鳞癌。病检结果：鳞状细胞癌（图 8 - 63～图 8 - 66）。

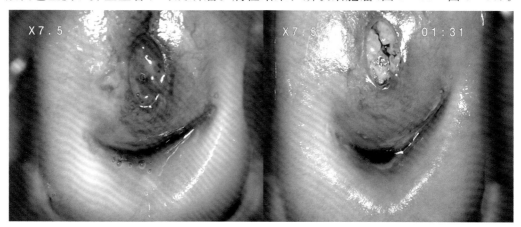

图 8 - 63　原始图　　　　　　　　图 8 - 64　涂 5%醋酸溶液后图

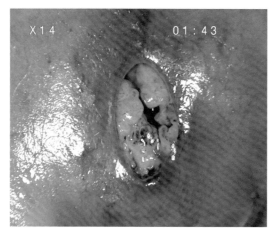

图 8 - 65　局部放大白光图

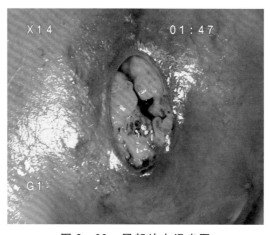

图 8 - 66　局部放大绿光图

病例 18　患者，69 岁，G5P3，绝经 20 年，阴道大量出血 4 小时就诊。TCT、HPV 均未查。阴道镜下可疑鳞癌。病检结果：鳞状细胞癌（图 8-67～图 8-69）。

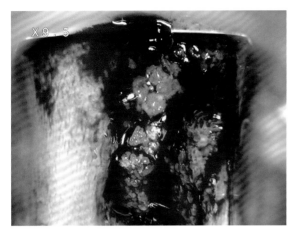

图 8-67　原始图

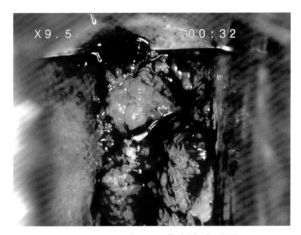

图 8-68　涂 5% 醋酸溶液后图

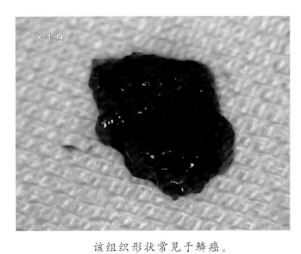

该组织形状常见于鳞癌。

图 8-69　活检宫颈组织图

病例 19　患者，80 岁，G4P3，绝经 30 年，膀胱癌术后 5 年，无症状。体检发现 TCT：ASC－US。HPV：未查。阴道镜下宫颈 5 点凸起处活检，病检结果：鳞状细胞癌。此类凸起应与纳氏囊肿相辨别（图 8－70～图 8－72）。

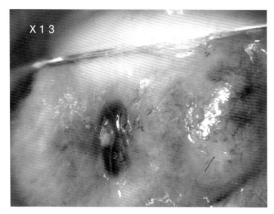

图 8－70　原始图

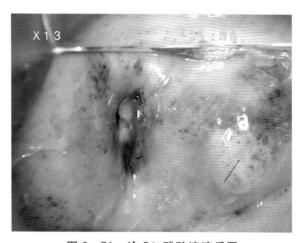

图 8－71　涂 5% 醋酸溶液后图

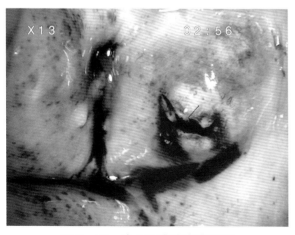

图 8－72　涂 5% 醋酸溶液后图

第九章

子宫颈腺癌

一、子宫颈腺上皮不典型增生

病例 1 患者，32 岁，G3P2，无症状。TCT：AGC。HPV-18 阳性。病检结果：腺上皮非典型增生（图 9-1～图 9-4）。

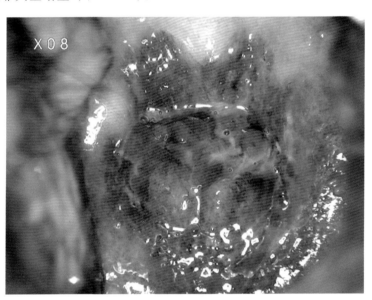

图 9-1 原始图

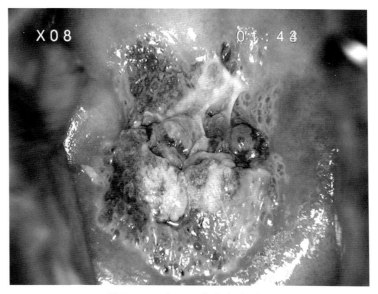

图 9-2　涂 5% 醋酸溶液后图

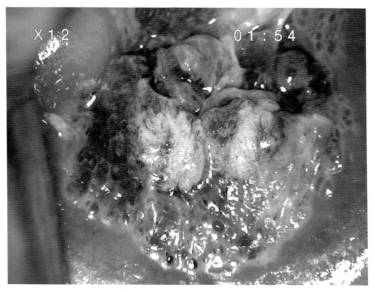

后唇近宫颈口处见红白相间的两个隆起，有明显界限。

图 9-3　局部放大白光图

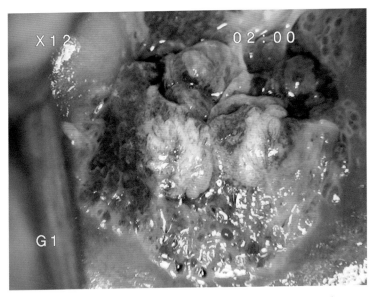

宫颈后唇两个隆起下方见多个大小不等的腺体开口隐窝。

图9-4 局部放大绿光图

病例2 患者，35岁，G3P1，无症状。TCT：阴性。HPV-18阳性。病检结果：腺上皮非典型增生(图9-5～图9-8)。

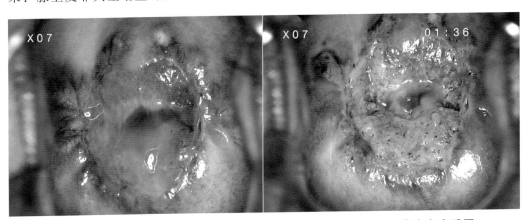

图9-5 原始图　　　　　　　图9-6 涂5%醋酸溶液后图

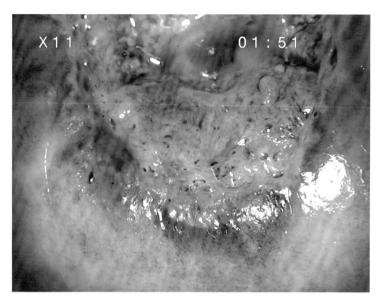

宫颈后唇见腺体开口隐窝密集，此类密集的腺体开口隐窝须重视。

图 9-7　局部放大白光图

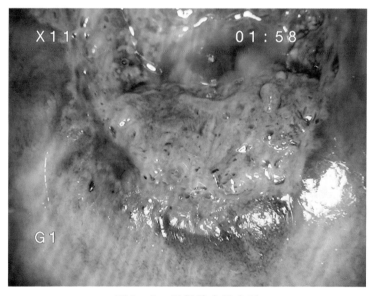

图 9-8　局部放大绿光图

二、子宫颈腺细胞癌

病例1 患者，37岁，G2P2，接触性出血4个月。TCT：AGC。HPV-18阳性。阴道镜所见：醋酸白色上皮、不规则镶嵌、腺体白环、杂乱的异型血管。病检结果：腺细胞癌(图9-9～图9-12)。

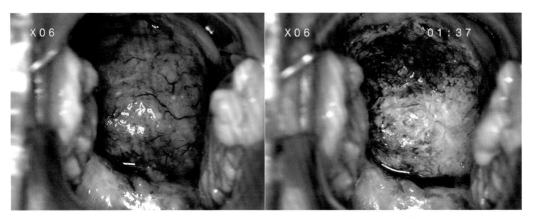

图9-9 原始图　　　　　图9-10 涂5%醋酸溶液后图

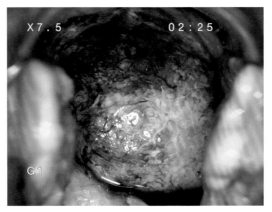

图9-11 局部放大绿光图

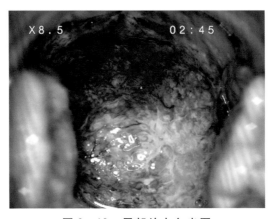

图9-12 局部放大白光图

病例 2　患者，41 岁，G3P2，血性分泌物 3 个月。TCT：AGC。HPV - 18、HPV - 45 阳性。阴道镜下可见：宫颈 6 点近颈管处及宫颈 12 点处醋酸白色上皮、腺体白环。在图 9 - 16 箭头所指处取组织送检，病检结果：腺细胞癌（图 9 - 13～图 9 -16）。

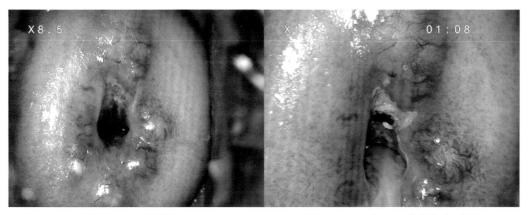

<table>
<tr><td>图 9 - 13　原始图</td><td>图 9 - 14　涂 5% 醋酸溶液后图</td></tr>
</table>

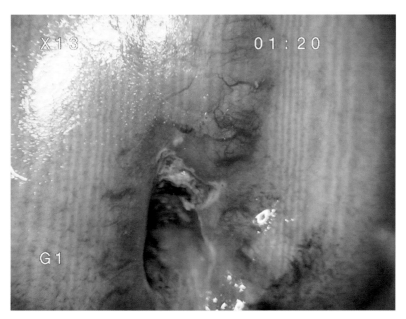

图 9 - 15　局部放大绿光图

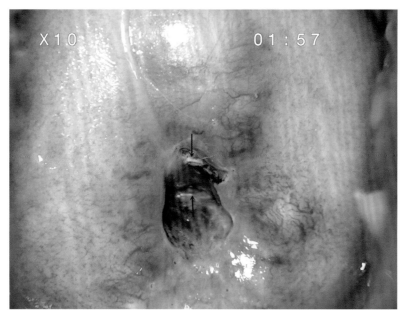

图 9-16 局部放大白光图

病例 3 患者，38 岁，G2P1，无症状。TCT：AGC。HPV：阴性。阴道镜所见：宫颈口颜色深红、丰富的异型血管、腺体开口密集。病检结果：高-中分化腺细胞癌（图 9-17～图 9-20）。

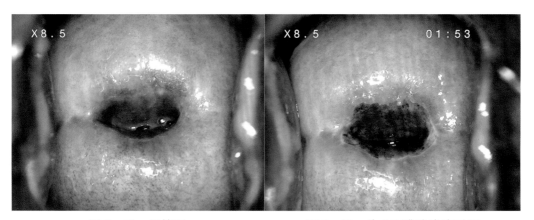

图 9-17 原始图　　　　　　图 9-18 涂 5% 醋酸溶液后图

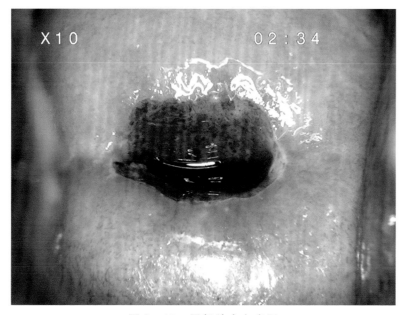

图 9 - 19　局部放大白光图

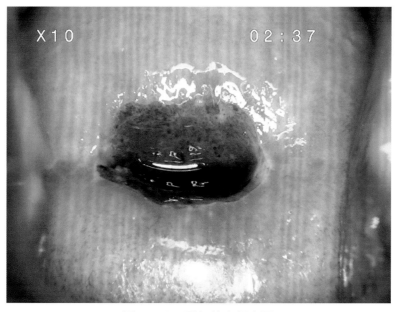

图 9 - 20　局部放大绿光图

病例 4 患者，47 岁，G3P1，阴道不规则出血 3 月余。TCT：阴性。HPV - 16、HPV - HR 阳性。阴道镜下可见：宫颈触血阳性、乳头样改变。病检结果：腺细胞癌（图 9 - 21、图 9 - 22）。

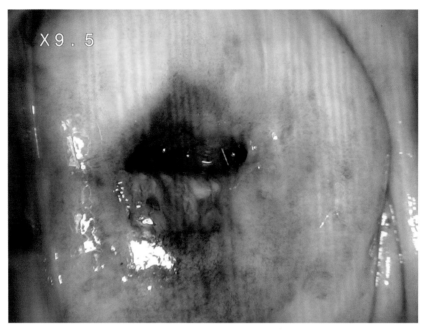

图 9 - 21 原始图

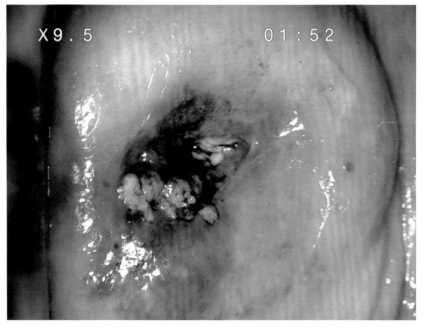

图 9 - 22 涂 5% 醋酸溶液后图

病例5　患者，38岁，G1P1，无症状。TCT：ASC-US。HPV-16阳性。阴道镜下可见多个大小不等的腺体开口隐窝，此类密集、粗大的腺体开口应引起高度重视。病检结果：腺细胞癌（图9-23～图9-26）。

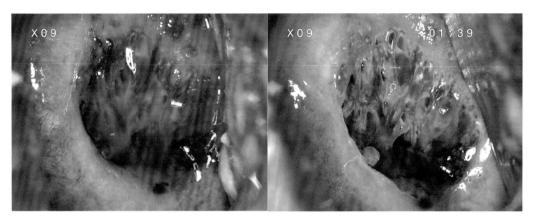

图9-23　原始图　　　　　　　　　图9-24　涂5%醋酸溶液后图

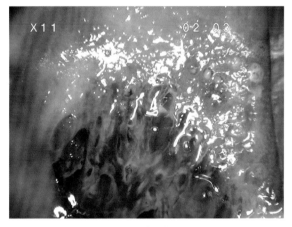

图9-25　局部放大白光图

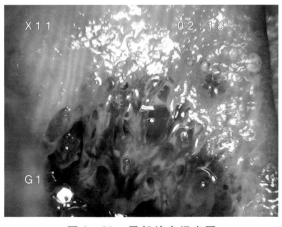

图9-26　局部放大绿光图

病例6 患者，53岁，G5P2，无症状。TCT：HISL。HPV-18阳性。阴道镜下宫颈表面未见明显异常，质地稍硬。宫颈管搔刮组织送检，病检结果：中分化腺细胞癌（图9-27、图9-28）。

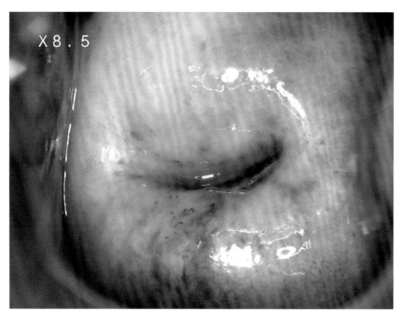

图9-27 原始图

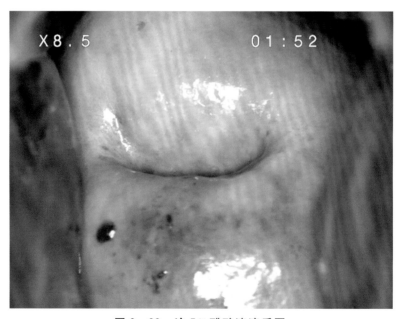

图9-28 涂5%醋酸溶液后图

三、子宫颈腺鳞癌

病例 1　患者，47 岁，G2P1，偶有血性分泌物。TCT：HSIL。HPV－16 阳性。阴道镜下可见：触血阳性、宫颈质地较硬、可疑颈管内生型病变。宫颈管搔刮组织送检，病检结果：腺鳞癌（图 9－29、图 9－30）。

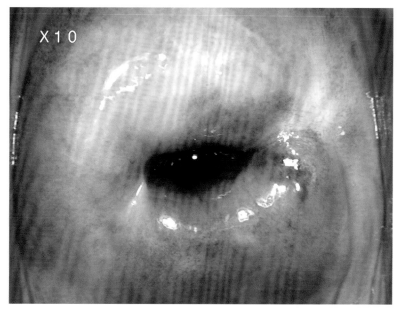

图 9－29　原始图

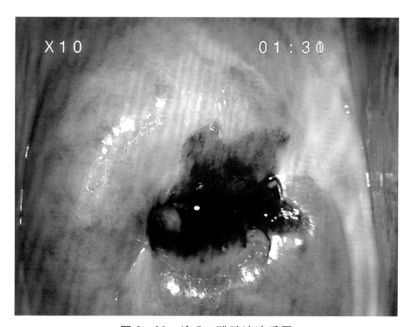

图 9－30　涂 5% 醋酸溶液后图

病例2 患者，35 岁，G6P2。TCT：ASC－H 。HPV－18 阳性。阴道镜下可见：隆起的醋酸白色上皮、镶嵌、腺体白环、杂乱的异型血管。病检结果：腺鳞癌（图 9－31～图 9－34）。

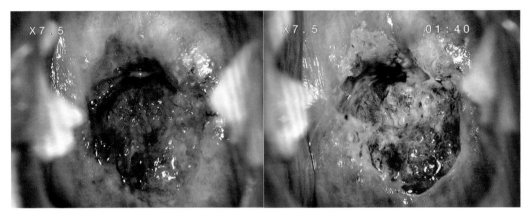

图 9－31　原始图　　　　　　　　　图 9－32　涂 5％醋酸溶液后图

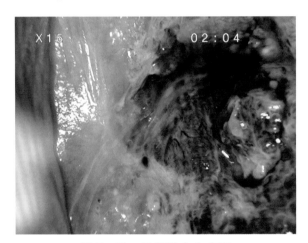

图 9－33　局部放大白光图

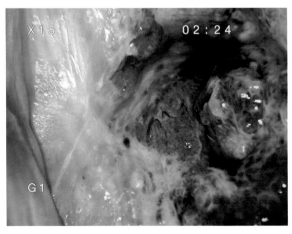

图 9－34　局部放大绿光图

第十章

外阴病变

病例 1 患者，53 岁，G4P2。TCT、HPV 均为阴性。阴道镜下可见：外阴皮肤粗糙、色素减退。病检结果：符合外阴营养不良（图 10 - 1、图 10 - 2）。

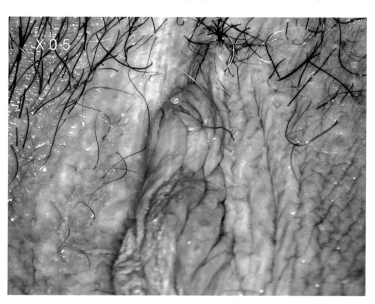

图 10 - 1 原始白光图

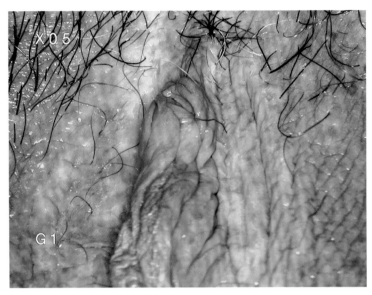

图 10 - 2　原始绿光图

病例 2　患者，56 岁，G2P1，绝经 6 年。TCT：ASC - US。HPV：阴性。阴道镜下可见：外阴皮肤增厚、色素减退。病检结果：符合外阴营养不良（图 10 - 3～图 10 - 5）。

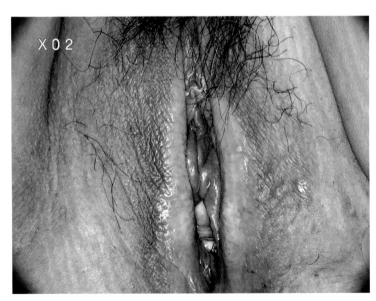

图 10 - 3　原始图

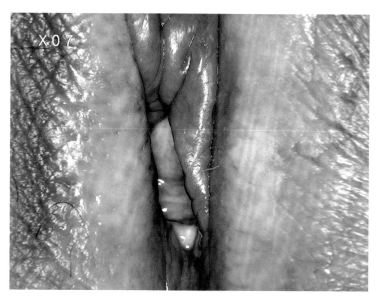

图 10 - 4 局部放大原始白光图

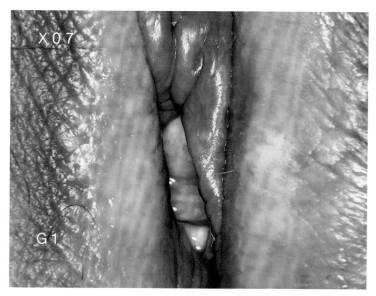

图 10 - 5 局部放大原始绿光图

　　病例3　患者，50岁，G2P1。TCT：未查。HPV：阴性。阴道镜下可见：外阴萎缩、溃疡、形态改变、皮肤色素减退、增厚。病检结果：符合外阴营养不良（图10-6～图10-9）。

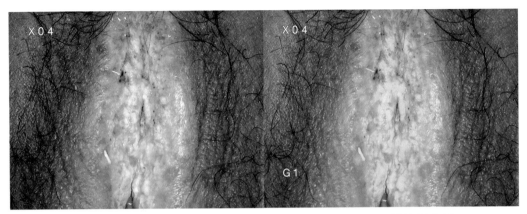

图10-6　原始白光图　　　　　　　图10-7　原始绿光图

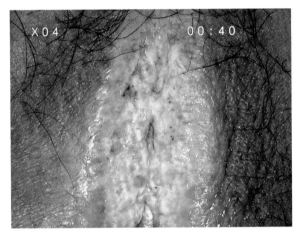

图10-8　涂5%醋酸溶液后白光图

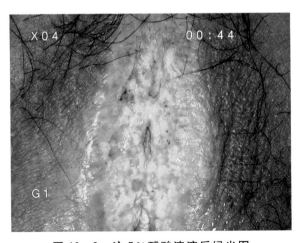

图10-9　涂5%醋酸溶液后绿光图

病例 4 患者，74 岁，G1P1，绝经 26 年。TCT、HPV 均未查。阴道镜下可见：小阴唇皮肤变薄、色素减退，大阴唇有明显抓痕合并感染。病检结果：符合外阴营养不良（图 10-10、图 10-11）。

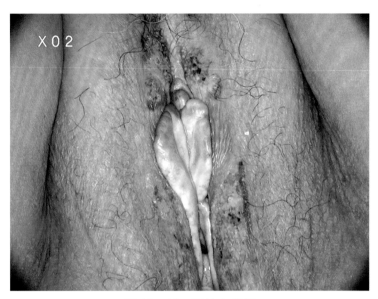

图 10-10 原始白光图

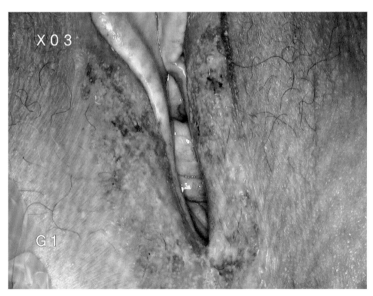

图 10-11 原始绿光图

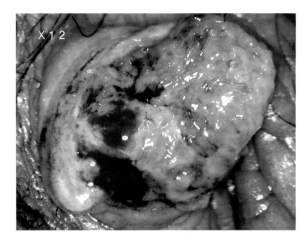

图 10 - 12 原始图

病例 5 患者，68 岁，G4P2，绝经 20 年。TCT、HPV 均未查。外阴可见：约 3 cm×2 cm×2.5 cm 大小的新生物。病检结果：乳头状汗腺瘤（图 10 - 12～图 10 - 14）。

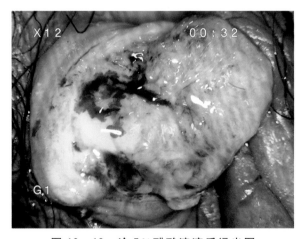

图 10 - 13 涂 5% 醋酸溶液后绿光图

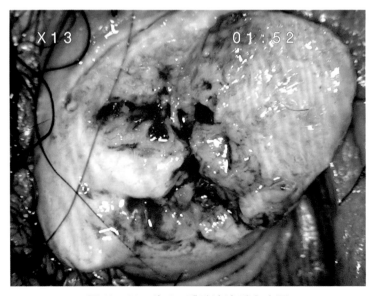

图 10 - 14 涂 5% 醋酸溶液后白光图

病例 6　患者，40 岁，G3P1。TCT：阴性。HPV - 31 阳性。阴道镜下可见：外阴有散在不规则且不凸出于皮肤表面的色素沉着。病检结果：外阴色素性脂溢性角化病网状型。免疫组化结果：CK7（-），CK20（-），p63（+），HMB45（-），p16（-），Ki - 67（+＜1%）（图 10 - 15～图 10 - 18）。

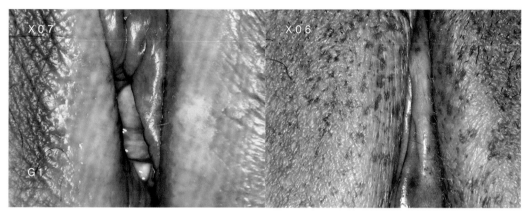

图 10 - 15　原始图　　　　　　　　　图 10 - 16　局部放大原始图

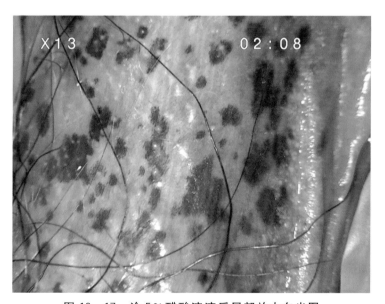

图 10 - 17　涂 5%醋酸溶液后局部放大白光图

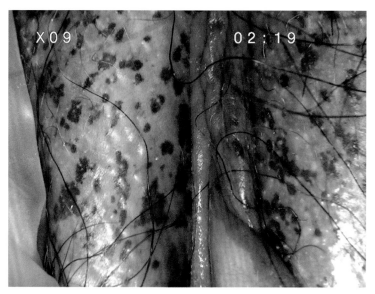

图 10 - 18　涂 5％醋酸溶液后局部放大白光图

病例 7　患者，58 岁，G3P2，绝经 8 年。TCT：阴性。HPV - 31 阳性。阴道镜下可见：右侧大阴唇有散在黑色素沉着，呈颗粒状、凸出于皮肤表面。病检结果：外阴慢性炎，基底色素沉着（图 10 - 19、图 10 - 20）。

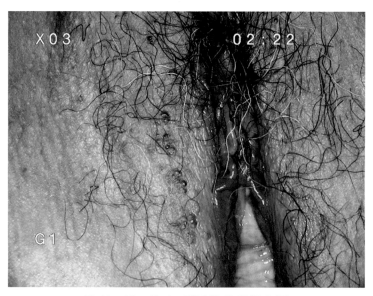

图 10 - 19　涂 5％醋酸溶液后绿光图

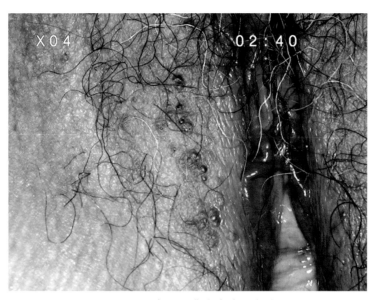

图 10－20　涂 5％醋酸溶液后白光图

　　病例 8　患者，28 岁，G0P0。TCT、HPV 均未查。阴道镜下可见：右侧大阴唇约 0.8 cm×0.8 cm×0.7 cm 大小的黑色赘生物。病检结果：外阴色素痣(图 10－21～图 10－23)。

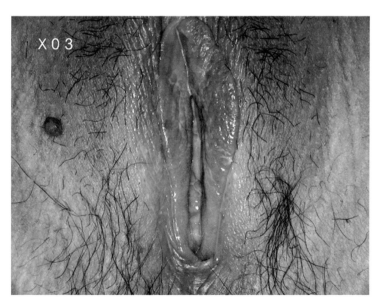

图 10－21　原始图

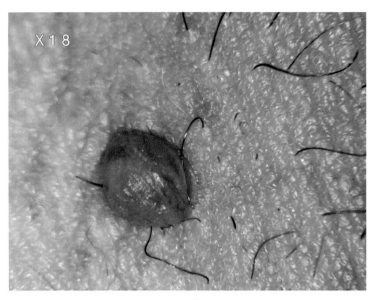

图 10 - 22　局部放大原始白光图

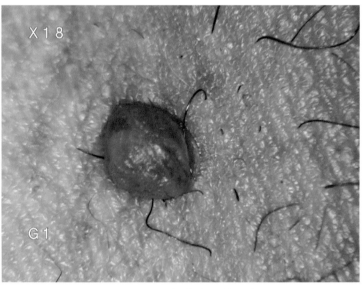

图 10 - 23　局部放大原始绿光图

病例 9 患者，27 岁，G3P1。TCT、HPV 均未查。阴道镜下可见：左侧大阴唇有数个簇状褐色赘生物、凸出于皮肤表面。病检结果：外阴乳头状瘤（图 10 - 24、图 10 - 25）。

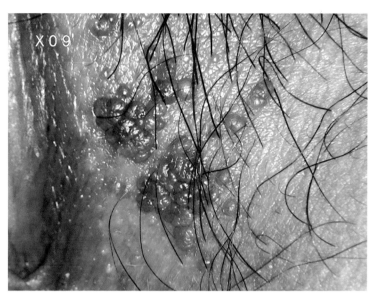

图 10 - 24　局部放大原始白光图

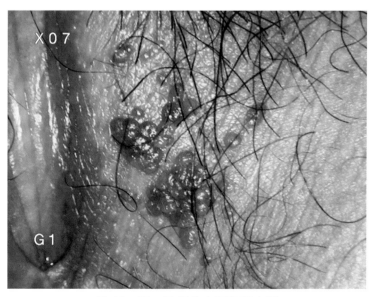

图 10 - 25　局部放大原始绿光图

病例 10 患者，30 岁，G1P1。TCT：阴性。HPV - 18、HPV - 45、HPV - HR 阳性。外阴可见数个散在分布、大小不等、凸出于皮肤表面的疣状物。病检结果：传染性软疣(图 10 - 26、图 10 - 27)。

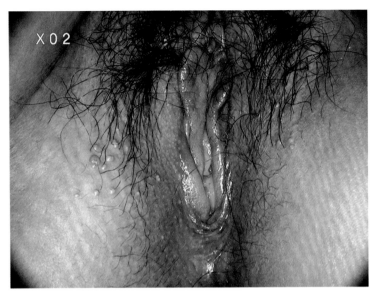

图 10 - 26　原始图

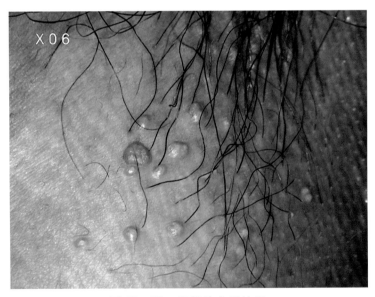

图 10 - 27　局部放大原始图

病例 11 患者，33 岁，G2P2。TCT、HPV 均为阴性。阴道镜下可见：左、右小阴唇内侧可见多个大小不等的疣状赘生物，肛周可见 0.2 cm×0.15 cm×0.2 cm大小的赘生物。病检结果：外阴符合病毒感染，肛周乳头状增生（图 10−28～图 10−31）。

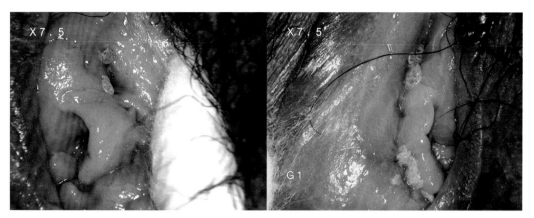

图 10−28 左侧小阴唇内侧赘生物原始白光图　　图 10−29 右侧小阴唇内侧赘生物原始绿光图

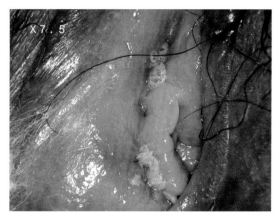

图 10−30 右侧小阴唇内侧赘生物原始白光图

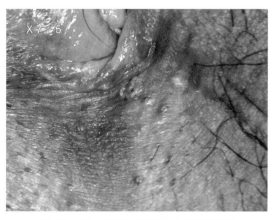

图 10−31 肛周疣状赘生物原始图

病例 12　患者，32 岁，G3P1。TCT、HPV 均为阴性。阴道镜下可见：右侧大阴唇有约 0.8 cm×0.8 cm×0.6 cm 大小的疣状赘生物。病检结果：可见挖空细胞，符合病毒感染（图 10 - 32～图 10 - 34）。

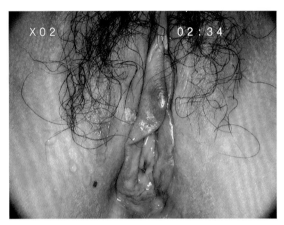

图 10 - 32　右侧大阴唇疣状赘生物涂 5%醋酸溶液后图

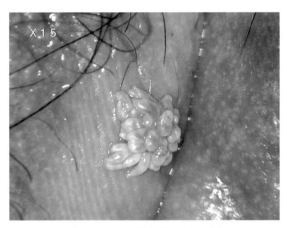

图 10 - 33　局部放大白光图

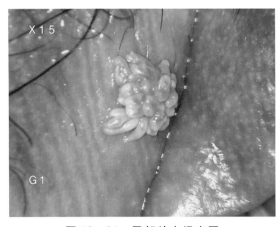

图 10 - 34　局部放大绿光图

病例 13 患者，52 岁，G6P4。TCT：阴性。HPV－16 阳性。于后联合处取活检，病检结果：外阴高级别上皮内瘤变（图 10－35～图 10－38）。

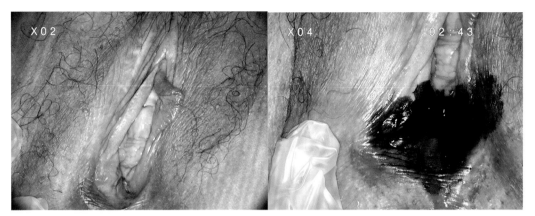

图 10－35 原始图　　　　　　图 10－36 涂卢戈氏碘溶液后图

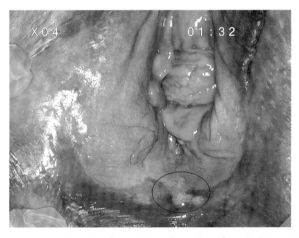

阴道镜下可见：后联合局部厚的醋酸白色上皮、表面粗糙、毛刺样隆起。

图 10－37 涂 5％醋酸溶液后白光图

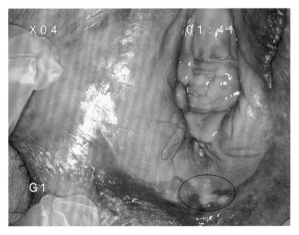

图 10－38 涂 5％醋酸溶液后绿光图

病例 14 患者，42 岁，G3P2，TCT：ASC – US。HPV – 16、HPV – HR 阳性。阴道镜下可见：左侧小阴唇外侧色素沉着加重且不均匀、点状隆起。取组织送检，病检结果：外阴高级别上皮内瘤变（图 10 – 39、图 10 – 40）。

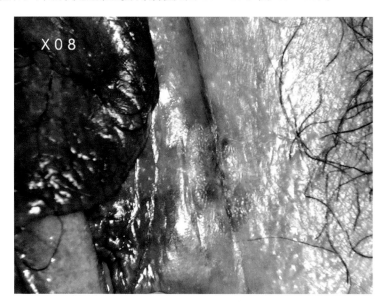

图 10 – 39　原始白光图

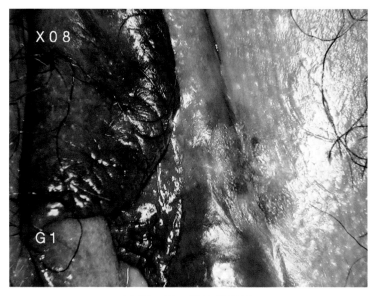

图 10 – 40　原始绿光图

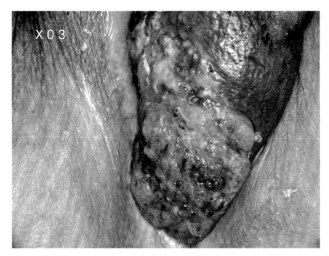

图 10 - 41 原始图

病例 15 患者，74 岁，G3P3。TCT、HPV 均未查。阴式 B 超怀疑外阴占位性病变。阴道镜下可见：左侧外阴有约 5 cm×3 cm×2.5 cm 大小的新生物、表面血管丰富、触血阳性、触痛不明显。病检结果：外阴鳞状细胞癌（图 10 - 41～图 10 - 43）。

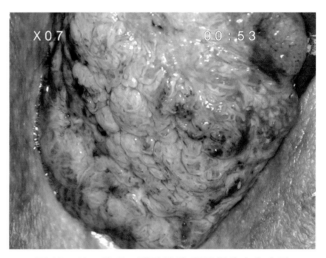

图 10 - 42 涂 5% 醋酸溶液后局部放大白光图

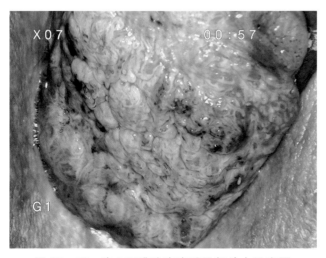

图 10 - 43 涂 5% 醋酸溶液后局部放大绿光图

病例 16　患者，50 岁，G2P0。TCT、HPV 均未查。妇科检查时发现左侧外阴溃烂，质地硬，触痛明显。病检结果：外阴鳞状细胞癌（图 10 - 44～图 10 - 47）。

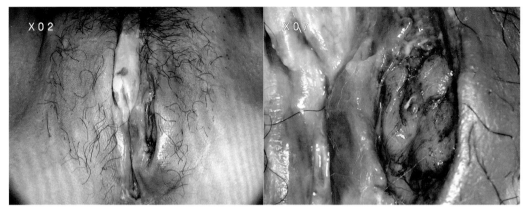

图 10 - 44　原始图　　　　　　　　　图 10 - 45　局部放大图

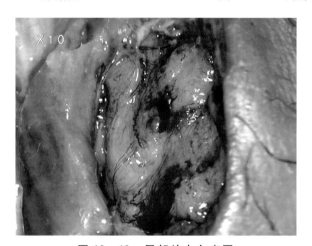

图 10 - 46　局部放大白光图

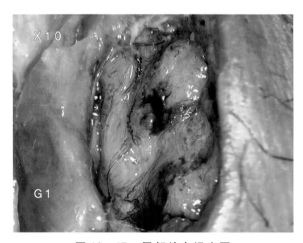

图 10 - 47　局部放大绿光图

第十一章

阴道病变

病例1 患者，44 岁，G3P1，TCT：ASC - US。HPV - HR 阳性。阴道镜下可见：右侧穹隆有散在的醋酸白色上皮、乳头状改变。病检结果：VaIN1。阴道镜下此类改变应与病毒感染相辨别（图 11 - 1～图 11 - 4）。

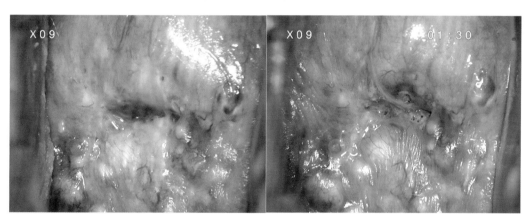

图 11 - 1 宫颈原始图　　　　　图 11 - 2 宫颈涂 5％醋酸溶液后图

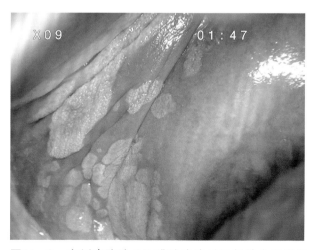

图11 - 3 右侧穹隆涂 5％醋酸溶液后局部放大白光图

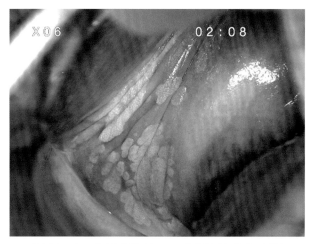

图 11-4 右侧穹隆涂 5% 醋酸溶液后白光图

病例 2 患者，45 岁，G4P1。TCT：ASC-US。HPV：阴性。病检结果：VaIN1，可见挖空细胞（图 11-5～图 11-8）。

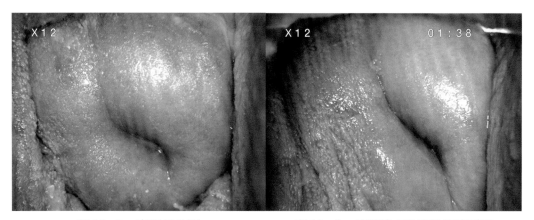

图 11-5 宫颈原始图　　　　　　图 11-6 宫颈涂 5% 醋酸溶液后图

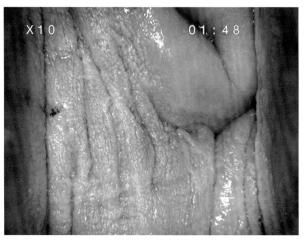

图 11-7 穹隆涂 5% 醋酸溶液后白光图

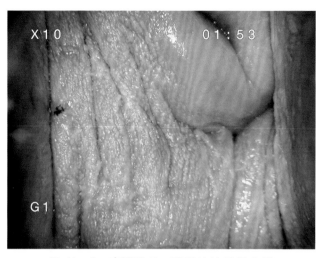

图 11 - 8 穹隆涂 5% 醋酸溶液后绿光图

病例 3 患者，36 岁，G6P2，卵巢肿瘤术后 5 年。TCT：阴性。HPV - HR 阳性。阴道镜下可见：残端 6 点处醋酸白色上皮、点状血管、细小镶嵌。病检结果：VaIN1，可见挖空细胞（图 11 - 9～图 11 - 12）。

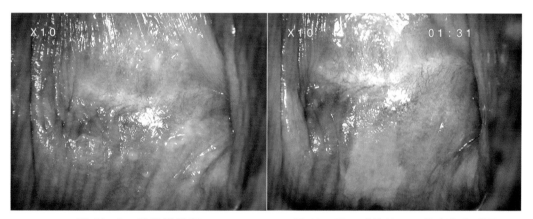

图 11 - 9 残端原始图　　　　图 11 - 10 残端涂 5% 醋酸溶液后图

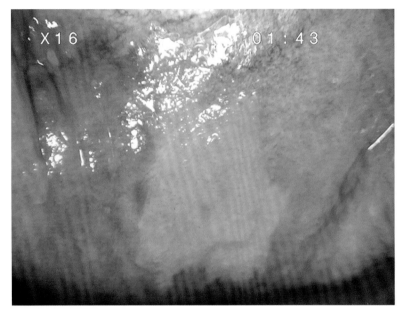

图 11-11 局部放大白光图

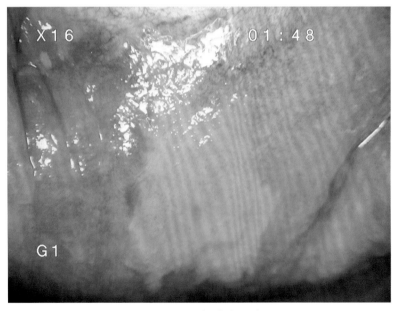

图 11-12 局部放大绿光图

　　病例 4　患者，65 岁，G2P1，CIN Ⅲ 全子宫切除术后 3 月。TCT：HSIL。HPV-16、HPV-HR 阳性。阴道镜下可见：残端散在厚的醋酸白色上皮、镶嵌、腺体白环、肉芽。病检结果：VaIN2（图 11-13、图 11-14）。

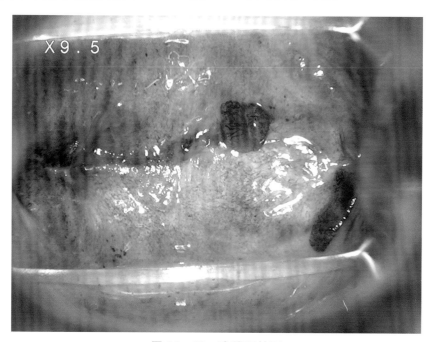

图 11-13　残端原始图

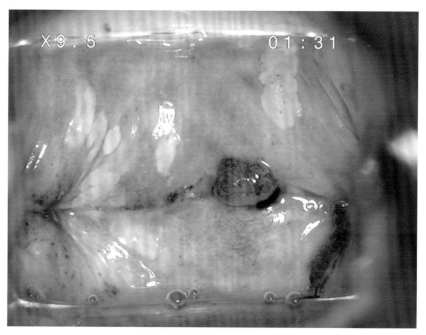

图 11-14　残端涂 5% 醋酸溶液后图

病例5 患者，31 岁，G1P1。TCT：阴性。HPV-16 阳性。阴道镜下可见：左侧穹隆及后穹隆处有毛刺样新生物。病检结果：VaIN2（图 11-15～图 11-18）。

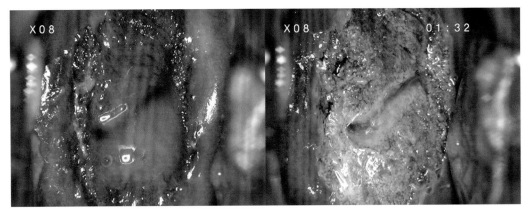

图 11-15　宫颈原始图　　　　图 11-16　宫颈涂 5% 醋酸溶液后图

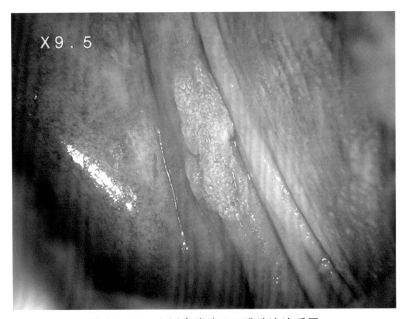

图 11-17　左侧穹隆涂 5% 醋酸溶液后图

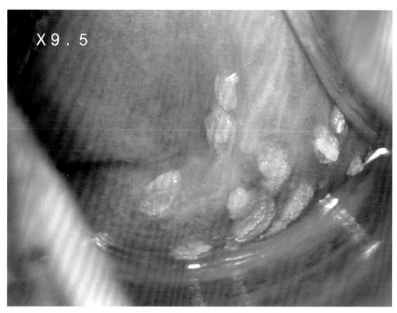

图 11 - 18　后穹隆涂 5% 醋酸溶液后图

病例 6　患者，65 岁，G5P4，绝经 18 年，宫颈癌术后 4 月。TCT：阴性。HPV - 16、HPV - HR 阳性。阴道镜下可见：残端醋酸白色上皮、点状血管、乳头样改变。病检结果：VaIN2～VaIN3（图 11 - 19～图 11 - 22）。

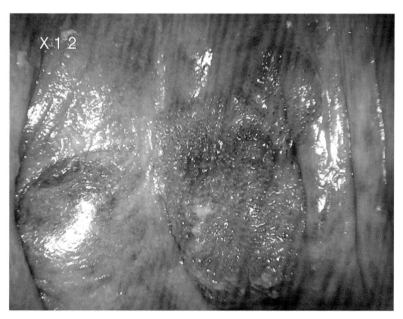

图 11 - 19　残端原始白光图

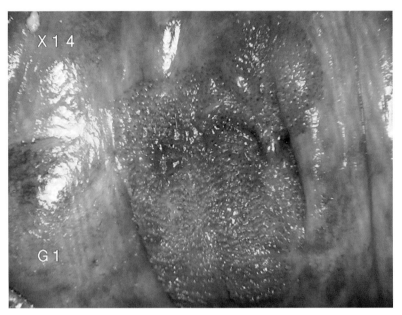

图 11-20　残端原始绿光图

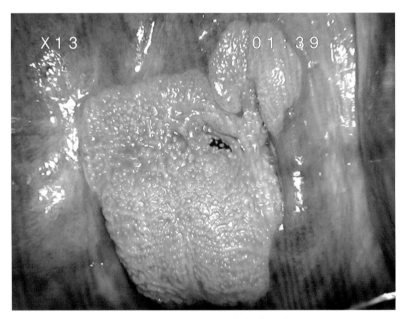

图 11-21　残端涂 5% 醋酸溶液后白光图

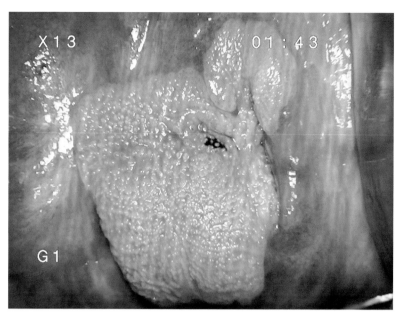

图 11 - 22　残端涂 5% 醋酸溶液后绿光图

第十二章

杂 类

一、炎症

病例1 患者，54岁，G3P2，绝经9年。TCT：阴性。HPV-HR阳性。阴道镜下可见：宫颈及阴道黏膜潮红、触血阳性、草莓样改变、萎缩改变。诊断：老年性阴道炎合并滴虫性阴道炎(图12-1～图12-3)。

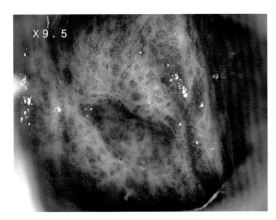

图12-1 原始图

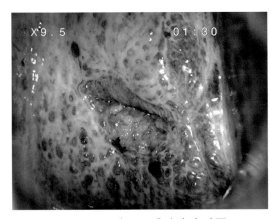

图12-2 涂5%醋酸溶液后图

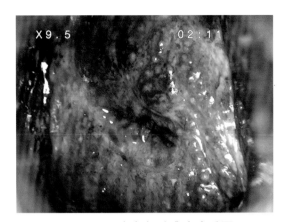

图 12-3 涂卢戈氏碘溶液后图

病例 2 患者，75 岁，G4P2，绝经 28 年。TCT、HPV 均为阴性。阴道镜下可见：黄色泡沫样白带、草莓样改变。诊断：滴虫性阴道炎（图 12-4～图 12-6）。

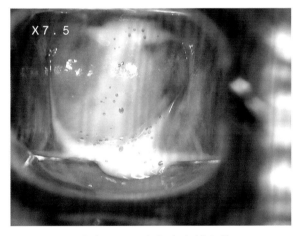

阴道镜下可见黄色泡沫样白带。

图 12-4 原始图

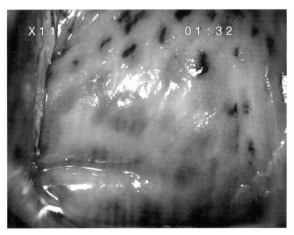

图 12-5 涂 5% 醋酸溶液后局部放大白光图

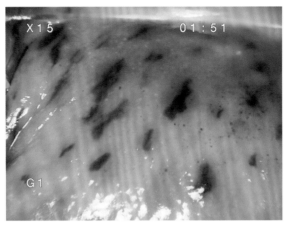

图 12-6 涂 5% 醋酸溶液后局部放大绿光图

病例 3 患者，54 岁，G2P2，停经 7 月。TCT：ASC-US。HPV：阴性。诊断：滴虫性阴道炎（图 12-7～图 12-10）。

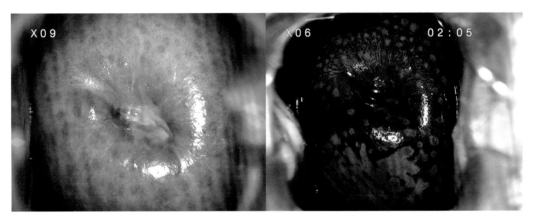

图 12-7 原始图 图 12-8 涂卢戈氏碘溶液后图

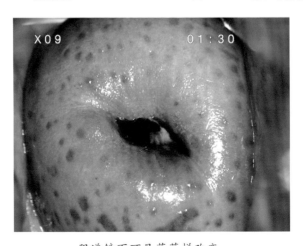

阴道镜下可见草莓样改变。

图 12-9 涂 5% 醋酸溶液后图

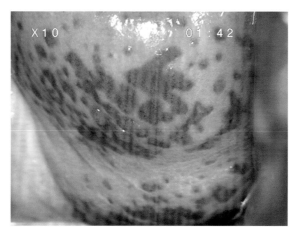

图 12 - 10　局部放大图

病例 4　患者，26 岁，G1P0。TCT：ASC - US。HPV - HR 阳性。阴道镜下可见豆腐渣样白带。诊断：霉菌性阴道炎（图 12 - 11～图 12 - 13）。

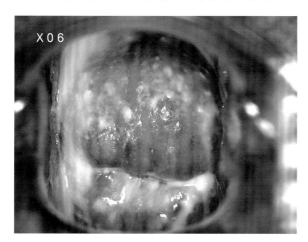

阴道镜下可见豆腐渣样白带。

图 12 - 11　原始图

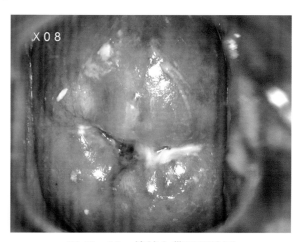

图 12 - 12　擦拭白带后原始图

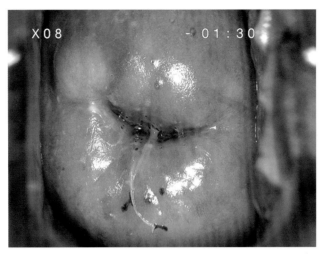

图 12 - 13　涂 5% 醋酸溶液后图

二、鳞状上皮化生

病例 1　患者，25 岁，G0P0。TCT：阴性。HPV - HR 阳性。阴道镜所见：原始鳞状上皮、薄的醋酸白色上皮、化生鳞状上皮、柱状上皮葡萄样改变、腺体开口、细小镶嵌。病检结果：宫颈黏膜慢性炎伴上皮增生及鳞化。这种细小镶嵌多见于年轻女性，应与宫颈上皮内瘤变的镶嵌相辨别（图 12 - 14～图 12 - 18）。

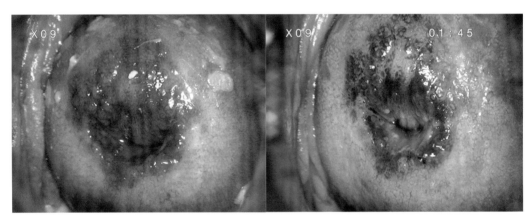

图 12 - 14　原始图　　　　　　图 12 - 15　涂 5% 醋酸溶液后图

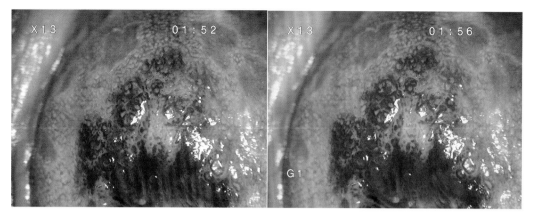

图 12－16　宫颈前唇局部放大白光图　　　图 12－17　宫颈前唇局部放大绿光图

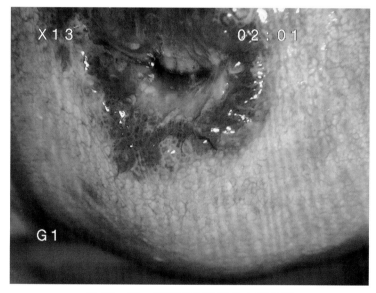

图 12－18　宫颈后唇局部放大绿光图

三、手术后残端

病例 1 患者，55 岁，G2P1，宫颈癌根治术后 10 个月。TCT：ASC - US。HPV - HR 阳性。此种紊乱的血管在放疗术后的患者中较为常见，多为正常，应与异型血管加以辨别(图 12 - 19、图 12 - 20)。

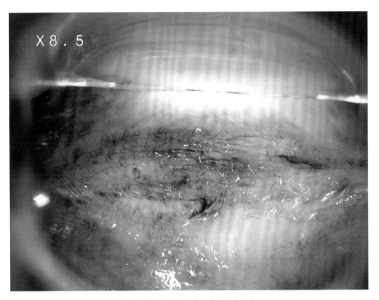

图 12 - 19 残端原始图

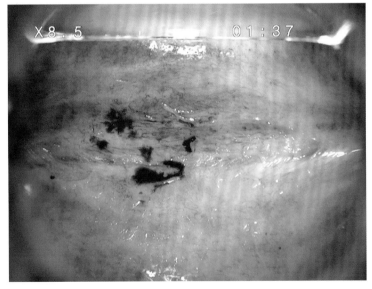

图 12 - 20 残端涂 5% 醋酸溶液后图

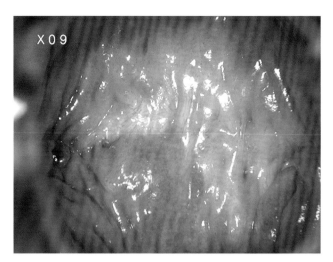

图 12 - 21 残端原始图

病例 2 患者,37 岁,G4P2,宫颈癌术后 6 个月。TCT、HPV 均为阴性。阴道镜下残端未见明显异常(图 12 - 21～图 12 - 23)。

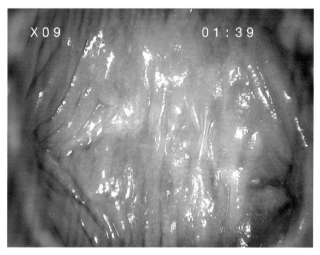

图 12 - 22 残端涂 5% 醋酸溶液后图

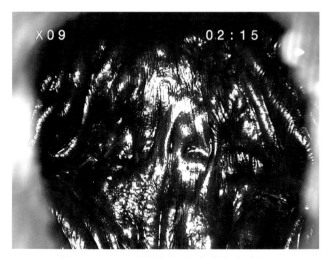

图 12 - 23 残端涂卢戈氏碘溶液后图

四、假性湿疣

病例1 患者，24岁，G0P0。TCT：阴性。HPV-18、HPV-45、HPV-HR阳性。阴道镜下可见：外阴疣状物。拟诊：假性湿疣。病检结果：鳞状细胞乳头状增生。年轻女性外阴出现疣状物，应与尖锐湿疣相辨别（图12-24、图12-25）。

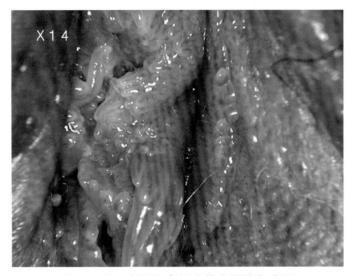

图 12-24　小阴唇内侧疣状物原始白光图

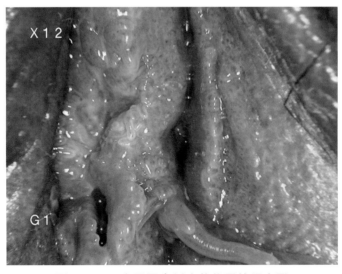

图 12-25　小阴唇内侧疣状物原始绿光图

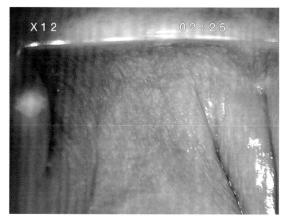

图 12 - 26 前穹隆涂 5% 醋酸溶液后白光图

五、人乳头瘤病毒亚临床感染

病例 1 患者，49 岁，G2P2。TCT：ASC - US。HPV - HR 阳性。阴道镜下可见：散在颗粒样凸起的HPV 病毒亚临床感染表现（图 12 - 26～图 12 - 28）。

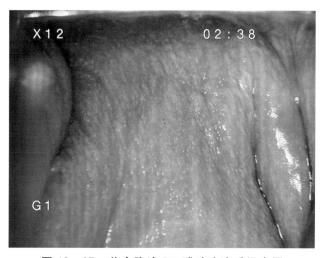

图 12 - 27 前穹隆涂 5% 醋酸溶液后绿光图

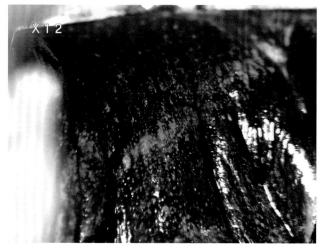

图 12 - 28 前穹隆涂卢戈氏碘溶液后图

病例 2 患者，34 岁，G2P1，CIN Ⅲ锥切术后 3 个月。TCT、HPV 均未查。阴道镜下可见：散在颗粒样凸起的 HPV 病毒亚临床感染表现（图 12 - 29～图 12 - 32）。

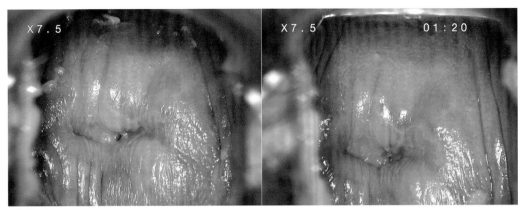

图 12 - 29　原始图　　　　　　图 12 - 30　涂 5% 醋酸溶液后图

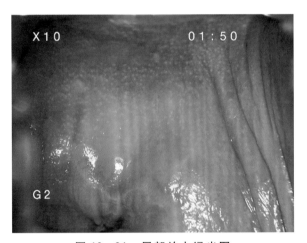

图 12 - 31　局部放大绿光图

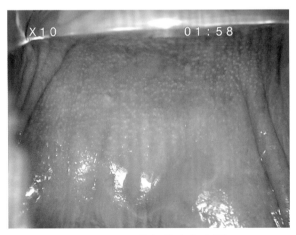

图 12 - 32　局部放大白光图

六、病毒感染

病例 1 患者，30 岁，G3P1，CIN Ⅱ 锥切术后 3 月。TCT：未查。HPV - HR 阳性。阴道镜下可见：宫颈新生物。给予治疗性活检，病检结果：CIN Ⅰ，可见挖空细胞，符合病毒感染(图 12 - 33～图 12 - 35)。

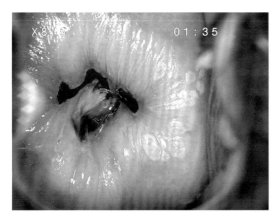

图 12 - 33 涂 5% 醋酸溶液后图

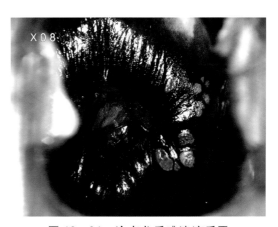

图 12 - 34 涂卢戈氏碘溶液后图

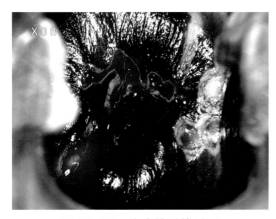

图 12 - 35 治疗性活检后图

病例 2 患者，36 岁，G3P1。TCT：阴性。HPV－HR 阳性。阴道镜下可见：宫颈新生物。病检结果：可见挖空细胞，符合病毒感染(图 12－36～图 12－39)。

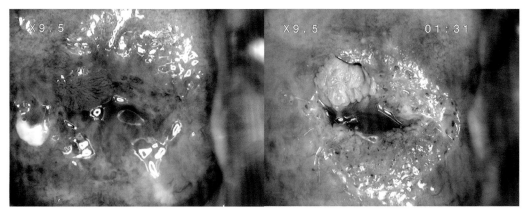

图 12－36 原始图　　　　　　　图 12－37 涂 5％醋酸溶液后图

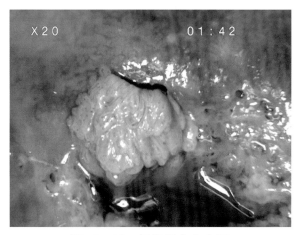

图 12－38 局部放大白光图

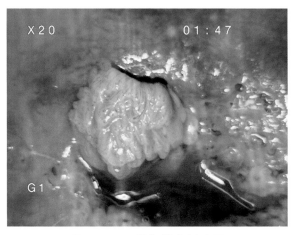

图 12－39 局部放大绿光图

病例 3 患者，60 岁，G4P2，绝经 10 年，宫颈癌术后 3 年。TCT：LSIL。HPV：未查。阴道镜下可见：残端及阴道壁乳头样改变、血管袢。病检结果：可见挖空细胞，符合病毒感染（图 12-40～图 12-42）。

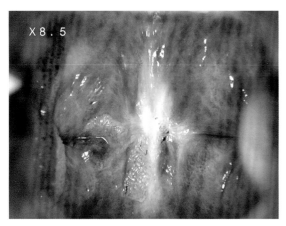

图 12-40 残端原始图

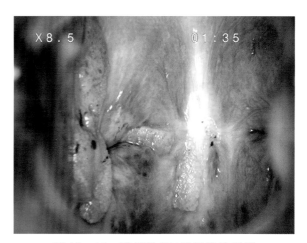

图 12-41 残端涂 5%醋酸溶液后图

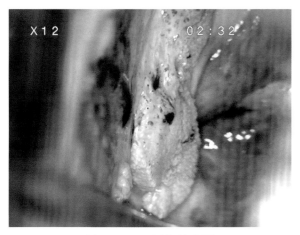

图 12-42 局部放大图

病例 4 患者，40 岁，G3P2。TCT：阴性。HPV - 16 阳性。阴道镜下可见：宫颈醋酸白色上皮、穹隆新生物。病检结果：宫颈 1 点处 CIN Ⅱ。免疫组化结果：p16(＋)，Ki - 67(＋60％)，穹隆新生物可见挖空细胞，符合病毒感染(图 12 - 43、图 12 - 44)。

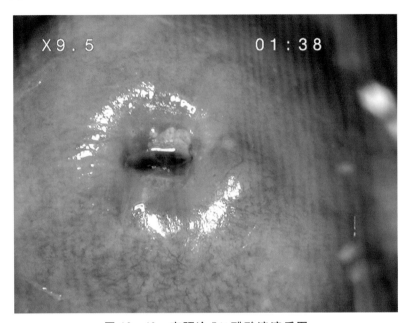

图 12 - 43 宫颈涂 5％醋酸溶液后图

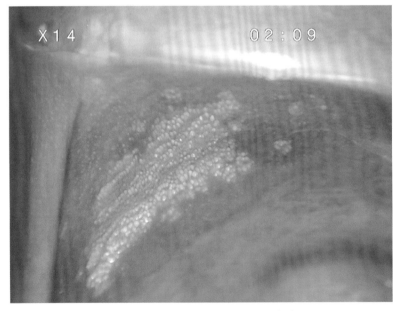

图 12 - 44 右侧前穹隆涂 5％醋酸溶液后图

病例5 患者,36岁,G3P1,CIN Ⅱ锥切术后9个月。TCT:阴性。HPV - HR阳性。阴道镜下可见:后穹隆毛刺样新生物。病检结果:可见挖空细胞,符合病毒感染(图12 - 45、图12 - 46)。

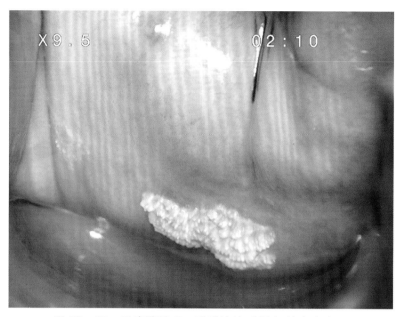

图12 - 45 后穹隆涂5%醋酸溶液后局部放大白光图

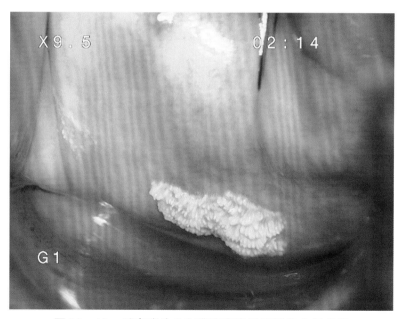

图12 - 46 后穹隆涂5%醋酸溶液后局部放大绿光图

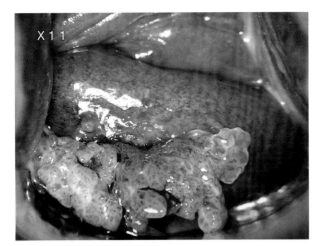

图 12 - 47　原始白光图

病例6　患者，30岁，G1P0，孕 25^{+2}周，阴道出血1周。孕前 TCT、HPV 均为阴性。阴道镜下可见：宫颈新生物。病检结果：可见挖空细胞，符合病毒感染（图12-47～图 12-49）。

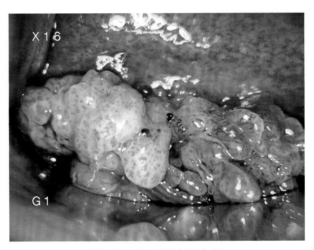

图 12 - 48　原始绿光图

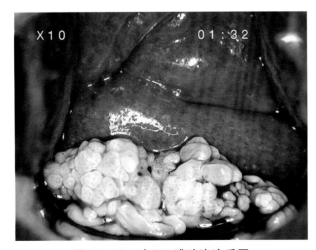

图 12 - 49　涂 5% 醋酸溶液后图

七、不常见病例

病例1 患者，41岁，G2P1。TCT、HPV均为阴性。阴道镜下可见：宫颈口赘生物。病检结果：宫颈管腺肌瘤（图12-50、图12-51）。

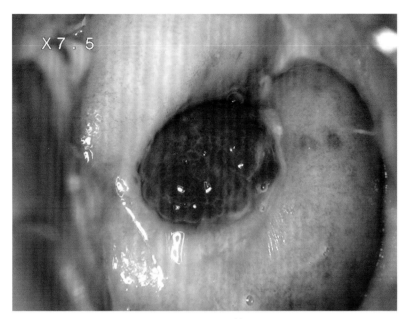

图 12-50 原始图

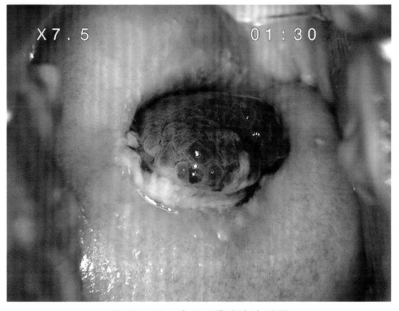

图 12-51 涂5%醋酸溶液后图

病例 2 患者，49 岁，G2P1。TCT、HPV 均为阴性。阴道镜下可见：宫颈口赘生物、质地较硬。病检结果：宫颈管平滑肌瘤（图 12－52、图 12－53）。

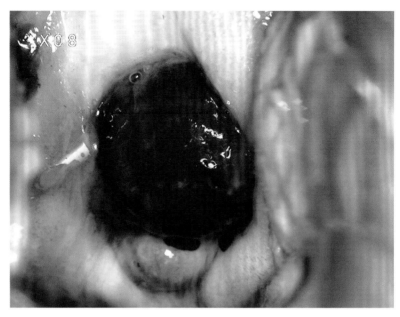

图 12－52 原始图

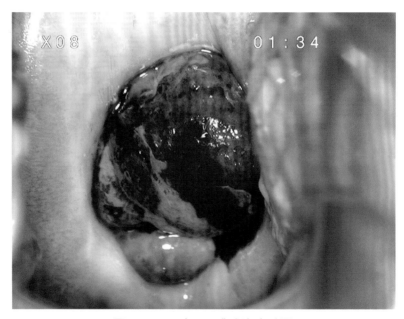

图 12－53 涂 5％醋酸溶液后图

病例 3 患者，26 岁，G1P0，孕 13 周，阴道出血 1 周。TCT：ASC - US。HPV：阴性。阴道镜下可见：宫颈口脱出 1.5 cm×1.5 cm×0.8 cm 大小的赘生物，血管丰富，触血阳性。病检结果：蜕膜样息肉（图 12 - 54、图 12 - 55）。

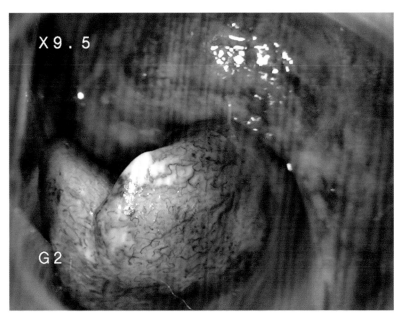

图 12 - 54 原始图

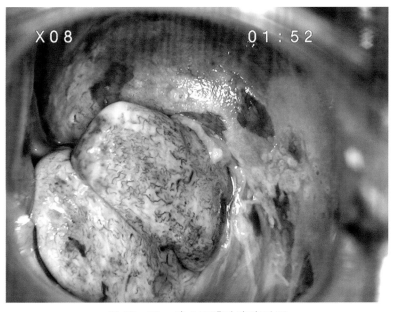

图 12 - 55 涂 5％醋酸溶液后图

病例4 患者，71岁，G3P2，绝经20年，阴道出血1周。TCT、HPV均未查。B超提示宫颈占位性病变，病变位置较深。第一次检查取材较浅，未能明确诊断。时隔1周，再次由经验丰富的医生取材，最终病检结果：神经内分泌肿瘤。

第一次检查，详见图12-56～图12-59。

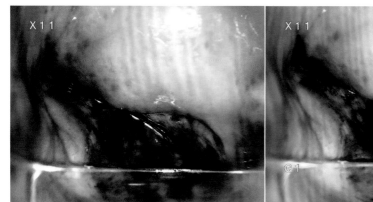

图12-56 原始白光图　　　　　　　图12-57 原始绿光图

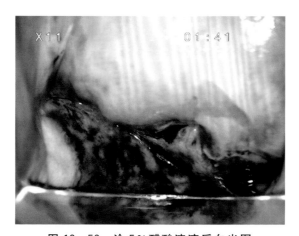

图12-58 涂5%醋酸溶液后白光图

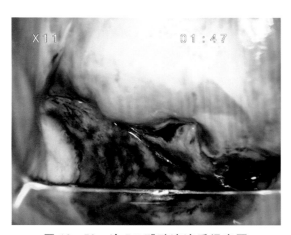

图12-59 涂5%醋酸溶液后绿光图

第二次检查，详见图 12 - 60～图 12 - 61。

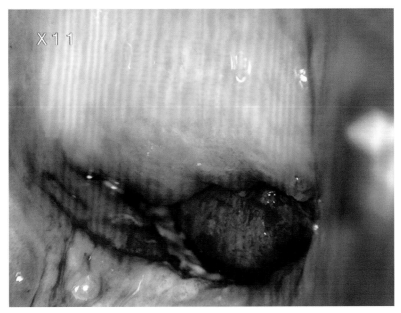

图 12 - 60　原始图

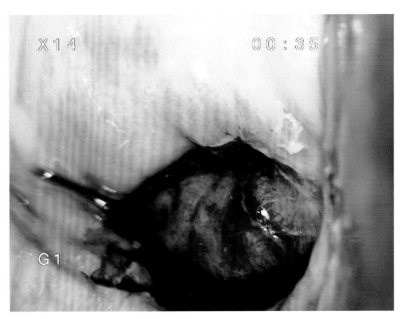

图 12 - 61　涂 5%醋酸溶液后绿光图

病例 5 患者，56岁，G3P2，绝经4年，阴道出血1个月。TCT、HPV均未查。阴道镜下可疑鳞癌。病检结果：滋养细胞样鳞癌（图12-62、图12-63）。

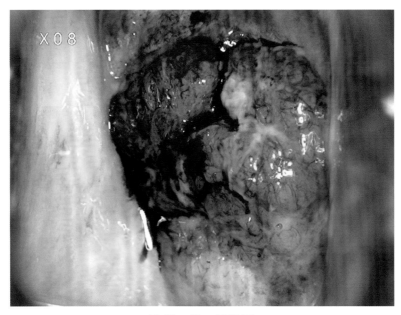

图 12-62　原始图

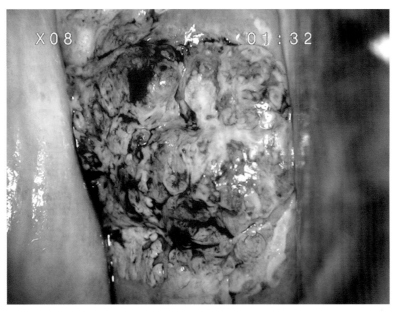

图 12-63　涂5%醋酸溶液后图

第十三章

临床经验分享

一、子宫颈管扩张

病例1 患者，33岁，G3P1，锥切术后6月。TCT：AS-CUS。HPV-18阳性。经期腹痛、月经量减少4个月。阴道镜下可见：宫颈口狭小。给予宫颈管扩张后，放置扩宫棒，阴道填塞无菌纱布加以固定，24小时后取出，图13-4为宫颈口扩张后图像。扩张术后月经量较前明显增加，且能够观察到宫颈管内情况（图13-1～图13-4）。

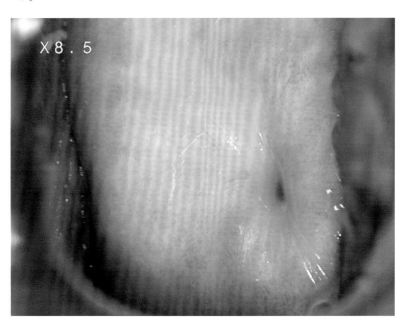

阴道镜下可见宫颈口粘连狭小。

图 13-1 原始图

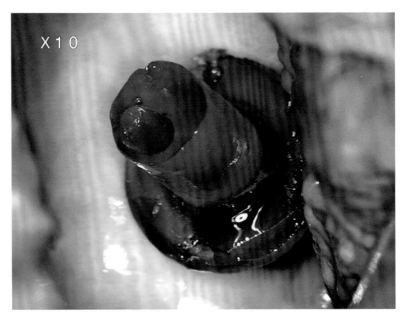

图 13-2　宫颈口放置宫颈扩张棒后图

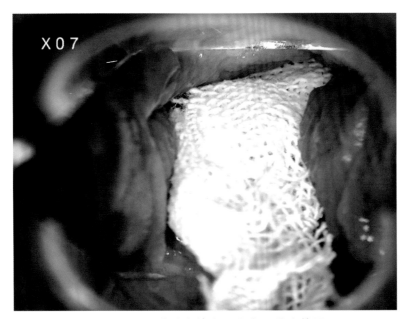

图 13-3　无菌纱布填塞固定宫颈扩张棒图

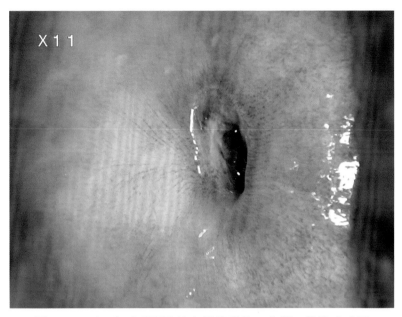

图 13-4 24 小时后取除纱布及扩张棒，宫颈口扩张成功图

二、子宫颈活检留边界

病例 1 患者，36 岁，G0P0。TCT：ASC-US。HPV-16、HPV-HR 阳性。病检结果：高级别上皮内瘤变。阴道镜下疑似高级别上皮内瘤变活检时，不能将可疑病变处全部钳完，应该为锥切手术医生留有明显界限（图 13-5、图 13-6）。

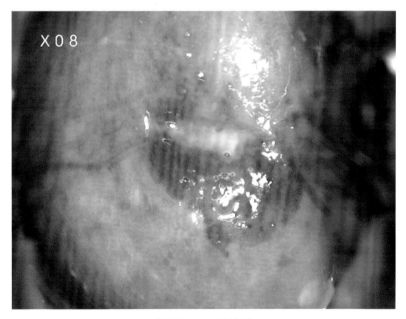

图 13-5 原始图

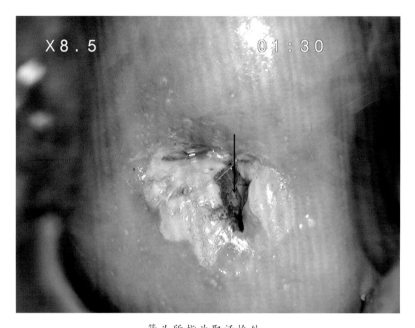

箭头所指为取活检处。

图 13－6　涂 5％醋酸溶液后图

三、二氧化碳激光治疗术前、术后对比

病例 1　患者 28 岁，G1P1。TCT：ASC－US。HPV－56 阳性。病检结果：CIN Ⅰ，可见挖空细胞（图 13－7）。二氧化碳激光治疗术后 2 个月复查，效果满意（图 13－8）。

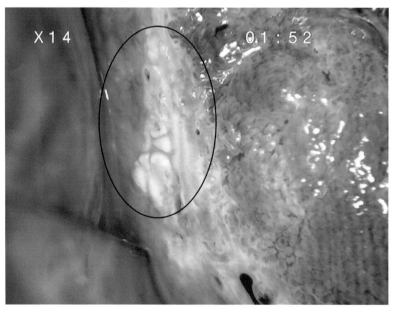

图 13－7　涂 5％醋酸溶液后局部放大图（术前）

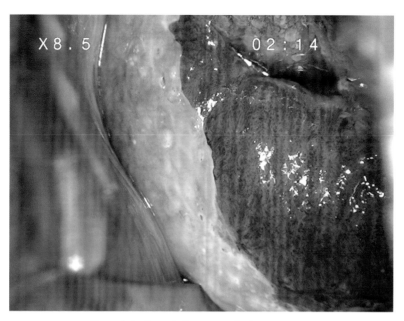

二氧化碳激光治疗术后两月复查，效果满意。

图 13 - 8　涂 5% 醋酸溶液后局部放大图（术后）

附 录

附录一 《阴道镜应用的中国专家共识》学习要点[①]

1.《＜阴道镜应用的中国专家共识＞学习要点》在著名的妇产科专家郎景和院士大力支持和参与下，由中国医师协会妇产科分会阴道镜及子宫颈病变专业委员会(CCNC)，组织全国知名的17位专家共同撰写，发表于中华妇产科杂志2020年7月第55卷第7期。

2.专家共识，作为阴道镜检查的指南文件，为全国广大妇产科医师，尤其是阴道镜医师提供了阴道镜检查的规范，临床的管理和专家的指导。

3.阴道镜检查是宫颈癌防治三阶梯程序：宫颈癌筛查-阴道镜检查-组织学诊断中的重要环节。

4.阴道镜检查在下生殖道癌前病变的治疗和随访中都具有不可替代的重要作用。

5.阴道镜检查的主要指征：具体如下。

(1)异常或不确定的宫颈癌筛查结果。

(2)症状或体征提示可疑宫颈癌、下生殖道异常出血、反复性交后出血或不明原因的阴道排液。

(3)下生殖道的癌前病变治疗后的随访。

6.阴道镜检查过程中的试验：具体如下。

(1)醋酸试验：柱状上皮、未成熟化生的鳞状上皮、上皮内病变和癌等，在醋酸作用下可出现白色变化，依据醋酸白变化对子宫颈、阴道、外阴等上皮的生理性和病理性变化进行区分，并对病变上皮的严重程度进行分级，通常病变程度越重，醋酸白变化越明显。

(2)复方碘试验：复方碘试验是基于碘和糖原的相互作用所产生的颜色变化进行判断。复方碘试验对评估子宫颈和阴道病变的严重程度具有重要的辅助作用，有

---

① 陈飞，尤志学，隋龙，等.阴道镜应用的中国专家共识[J].中华妇产科杂志，2020，55(07)：443－449.

助于检出可能被遗漏的小面积高级别病变。

青春期后的原始鳞状上皮及成熟的化生上皮含有丰富的糖原，碘染后呈棕褐色。

绝经后或雌激素缺乏的鳞状上皮，未成熟化生的鳞状上皮、柱状上皮、上皮内病变、癌及炎性病变时，碘染后不着色或呈不同程度的黄色。

7.阴道镜检查准确性的相关因素：具体如下。

(1)受检者的年龄及雌激素水平。

(2)转诊阴道镜检查时子宫颈细胞学和 HPV 的检查结果。

(3)子宫颈病变累及的范围。

(4)宫颈癌前病变的病理类型。

(5)阴道镜检查的充分性。

(6)活检部位的数量。

(7)阴道镜操作医师的经验和操作流程的规范性。

8.阴道镜检查的质量控制标准：见附录表 1

附录表 1　阴道镜检查的质量控制标准

序号	质量控制标准的具体内容	最低标准
1	记录阴道镜检查前的评估内容(子宫颈细胞学检查、HPV‐HR 检测等)	70%～90%
2	记录子宫颈的可见性(全部可见或不能全部暴露)	90%
3	记录鳞柱交界部的可见性及转化区类型	90%
4	记录是否有任何程度的醋酸白变化(有或无)	90%
5	记录病变的累及范围	70%
6	记录阴道镜检查的充分性	80%
7	记录阴道镜诊断	70%～80%
8	记录对醋酸白变化区域的活检或子宫颈管搔刮	80%
9	阴道镜报告中附 1～4 张图像	80%
10	记录阴道镜检查后的具体处理建议	90%
11	应对可疑宫颈癌患者联系，嘱其 2 周内到医院就诊	60%
12	对于细胞学检查有高级别病变(包括 HSIL、ASC‐H、AGC)可能的患者，尽可能 4 周内取病理报告并就诊	60%

9.质量控制的评价指标：具体如下。

(1)至少 80%的阴道镜检查符合指征。

(2)至少 80%的病理检查标本(活检或切除性标本)符合病理检查的需要。

(3)对组织学确诊的 HSIL(CIN Ⅱ 或 CIN Ⅲ)的阳性预测值不低于 65%。

(4)至少 80%符合阴道镜检查报告具备的基本要素。

10. 阴道镜下取样送病理检查的质量控制要求

(1)活检组织的取样大小：活检钳"咬检"组织最大径应不小于 3 mm，以提供足够标本进行常规病理制片及必要的免疫组化染色；子宫颈管搔刮组织（常常破碎）的最大径（不含黏液）应不小于 2 mm。

(2)活检组织固定：样本离体后应尽快放入盛有 4％中性甲醛溶液的容器中（防止标本风干）；如果子宫颈管搔刮标本黏液多，组织小，可将刮取的标本置于事先备好的滤纸上，并同滤纸一起固定。固定液体积应为标本体积的 5～10 倍。为保证固定液的充分渗透，最佳固定时间为 4～48 小时。

(3)标注及送检：在不同点位钳取的标本，应分别标注、分装后送检，以便病理科分别取材、制片。随送检标本一起提交的病理检查申请单，应包含患者姓名、门诊号、标本名称、取材部位，以及细胞学检查和 HR－HPV 检测等信息。

注：HPV－HR 表示高危型 HPV；HSIL 表示高级别鳞状上内病变；ASC－H 表示不除外高度病变的不典型鳞状上皮细胞；AGC 表示非典型腺细胞。

(4)病理诊断：应对不同点位分别报告，特别是病变性质和病变程度不同时，应逐一明确。若有辅助检查，如免疫组化染色、原位杂交等，应在诊断报告中体现。

(5)组织学病理诊断与阴道镜诊断对比：及时对组织病理学诊断与阴道镜诊断进行对比，通常两者的符合率介于 52％～91％，对于诊断不一致的患者，病理科医师和临床医师应共同分析原因。

(6)不同来源标本的病理诊断对比：对子宫颈活检、子宫颈管搔刮标本的病理诊断应与子宫颈锥切标本的病理诊断进行对比，对于不一致者，应按照较高级别处理。

(7)定期总结分析：对阴道镜与子宫颈细胞学诊断、组织学病理诊断的符合率定期进行总结分析，以提高阴道镜检查的准确率。

附录二　阴道镜术语汇编

一、2011 年 IFCPC 宫颈相关的阴道镜术语

（一）总体评估

1. 充分/不充分，注明原因（如：宫颈炎症、出血、疤痕等因素造成）。

2. 鳞-柱交界可见性：完全可见、部分可见和不可见。

3. 转化区类型：Ⅰ型、Ⅱ型、Ⅲ型。

（二）正常阴道镜所见

1. 原始鳞状上皮：成熟、萎缩。

2. 柱状上皮、异位/外翻。

3. 鳞状上皮化生、纳氏囊肿、腺开口隐窝。

4. 妊娠期蜕膜样改变。

(三)异常阴道镜所见

1. 一般原则：具体如下。①病灶部位：转化区以内或以外，时钟标识病变部位。②病灶大小：病变所覆盖四个象限的数目，病灶大小所占宫颈面积的百分比。

2. 1级(次要的)：细镶嵌、细点状血管、薄的醋白上皮、不规则、地图样边界。

3. 2级(主要的)：边界锐利、内部边界、脊样隆起、厚醋白上皮、粗镶嵌、粗点状血管、醋白快速出现、袖口状腺体开口。

4. 非特异性变化：具体如下。①白斑(角化病，过度角化)。②碘试验：着色/不着色。

(四)可疑浸润癌

1. 非典型血管。

2. 其他征像，如脆性血管，表面不规则、外生型病变、坏死、溃疡(坏死的)、肿瘤/肉眼可见肿瘤。

(五)混杂所见

混杂所见：先天性转化区、湿疣、息肉(宫颈外口/宫颈管内)、炎症、狭窄、先天异常、治疗后改变、子宫内膜异位症。

二、2011 年 IFCPC 阴道相关的临床 /阴道镜术语

(一)总体评估

总体评估：充分/不充分，注明原因(如炎症、出血、瘢痕等)。

(二)正常阴道镜所见

鳞状上皮：成熟、萎缩。

(三)异常阴道镜所见

1. 一般原则：①上 1/3 或下 2/3；②前壁、后壁、侧壁(左或右)。

2. 1级(次要的)：薄的醋白上皮、细镶嵌、细点状血管。

3. 2级(主要的)：厚醋白上皮、粗镶嵌、粗点状血管。

4. 可疑癌：①非典型血管；②其他征像：脆性血管，表面不规则、外生型病变、坏死、溃疡(坏死的)、肿瘤/肉眼可见肿瘤。

5. 非特异性：①柱状上皮(腺病)；②Lugol 染色：染色/不染色、白斑。

(四)杂类

杂类：糜烂(创伤造成)、湿疣、息肉、囊肿、子宫内膜异位症、炎症、阴道狭窄、先天性转化区。

三、2011 年 IFCPC 宫颈的阴道镜手术术语

(一)切除类型

1型、2型、3型。

(二)切除标本的测量：具体如下。

(1)长度：从最远端(外缘边界)至最近端(内界)。

(2)厚度：从切除样本的基质边缘至切除样本的表面。

(3)周径：切除样本基底的周长。

四、2017年ASCCP阴道镜术语

2017年ASCCP阴道镜术语详见附录表2。

附录表2　2017年ASCCP阴道镜术语

类别	特征/标准	细节
总体评估	宫颈可见	完全可见/不完全可见(说明原因)
	鳞-柱交界可见	完全可见/不完全可见
醋白变化	应用3%~5%醋酸后任何程度的变白	是/否
正常阴道镜所见	原始鳞状上皮：成熟，萎缩	—
	柱状上皮	—
	异位/外翻	—
	化生的鳞状上皮	—
	纳氏囊肿	—
	腺开口隐窝	—
	妊娠期蜕膜	—
	黏膜下血管分支	—
异常阴道镜所见	出现病灶的定位(醋白或其他)	是/否
	每个病灶的定位	时钟位置
		在鳞-柱交界处(是/否)
		病灶可见(完全/不完全)
		卫星病灶
	每个病灶的大小	病灶包括宫颈的象限
		病灶占转化区面积的百分比
	低级别病变特征	醋白：薄/透明
		快速消退
		血管形态：细镶嵌
		细点状血管
		边界：不规则/地图样边界
		湿疣样/隆起样/乳头样
		扁平样

类别	特征/标准	细节
异常阴道镜所见	高级别病变特征	醋白：厚/致密
		醋白出现快/消退慢
		袖口状腺开口隐窝
		斑驳的红白色
		血管形态：粗镶嵌
		粗点状血管
		边界：锐利边界
		内部边界标志
		脊样隆起标志
		边界剥脱
		轮廓：扁平
		融合乳头突起
	可疑浸润癌	非典型血管
		不规则表面
		外生病灶
		坏死
		溃疡
		肿瘤或大块新生物
		可能不出现醋白上皮的可疑病变
	非特异性	黏膜白斑
		糜烂
		接触性出血
		易脆组织
	卢戈碘染色	未应用
		染色
		部分染色
		不染色
杂类	息肉（宫颈阴道部或宫颈管）	—
	炎症	—
	狭窄	—
	先天性转化区	—
	先天发育不良	—
	治疗后结果（瘢痕）	—

续表

类别	特征/标准	细节
阴道镜印象 （最高级别）	正常/良性	—
	低级别	—
	高级别	—
	癌	—

五、2017 年 ASCCP 和 2011 年 IFCPC 术语的主要差异

2017 年 ASCCP 和 2011 年 IFCPC 术语的主要差异见表附录表 3。

附录表 3　2017 年 ASCCP 和 2011 年 IFCPC 术语的主要差异

类别	ASCCP	IFCPC
一般评估：宫颈可见性	完全/不完全可见	充分/不充分
一般评估：鳞柱交界可见性	完全/不完全可见	完全/部分/不可见
一般评估：转化区类型	不用	Ⅰ型、Ⅱ型、Ⅲ型
异常阴道镜图像	低级别病变	1级（轻微病变）
	高级别病变	2级（重要病变）
切除类型	不用	1，2，3 型

参考文献

［1］郑英．宫颈病变三阶梯诊断技术［M］．郑州：河南科学技术出版社，2011．

［2］张为远，吴玉梅．宫颈病变与宫颈癌［M］．北京：人民卫生出版社，2012．

［3］魏丽惠，吴久玲．子宫颈癌检查质量保障及质量控制指南［M］．北京：人民卫生出版社，2015．

［4］张志胜，刘毅智，刘凤英．阴道镜谱图［M］．3版．北京：人民卫生出版社，2016．

［5］谢幸，孔北华，段涛．妇产科学［M］．9版．北京：人民卫生出版社，2018．